沽上"儿科王"
任宝成临证经验选录

主 编 程 燕 郭素香

顾 问 李家民

编 者 （按姓名汉语拼音排序）

陈 慧 程春颖 宫淑琴

李晓丹 马 涛 杨丽颖

张 赛 张同元 赵明宗

天津出版传媒集团

天津科技翻译出版有限公司

图书在版编目（CIP）数据

沽上"儿科王"任宝成临证经验选录 / 程燕,郭素香主编 . —天津：天津科技翻译出版有限公司 , 2016.5

ISBN 978-7-5433-3596-7

Ⅰ . ①沽… Ⅱ . ①程… ②郭… Ⅲ . ①中医儿科学－临床医学－经验－中国－现代 Ⅳ . ① R272

中国版本图书馆 CIP 数据核字 (2016) 第 048586 号

出 版：天津科技翻译出版有限公司

出 版 人：刘 庆

地 址：天津市南开区白堤路 244 号

邮政编码：300192

电 话：022-87894896

传 真：022-87895650

网 址：www.tsttpc.com

印 刷：唐山新苑印务有限公司

发 行：全国新华书店

版本记录：700×960 16 开本 8.75 印张 150 千字
2016 年 5 月第 1 版 2016 年 5 月第 1 次印刷

定价：28.00 元

序　言

　　任宝成先生三代业医，年轻时正逢小儿麻疹、脊髓灰质炎等重症肆虐，许多患儿或夭折或致残，遂痛下决心，潜心研究小儿科疾病。在缺医少药的困难时期，任老以其精准的辨证施治，针药并用，挽救了许多患儿的生命。

　　多年来，作为天津中医药大学第二附属医院儿科创始人的任宝成先生，其精湛的医术，良好的医德，一直被人们争相传颂，他的言传身教影响着该院儿科几代人的成长。

　　为更好地汲取任老的宝贵经验、发展祖国医学，2012 年在天津市卫计委及医院领导的大力支持下，儿科主任程燕成立了"任宝成名中医传承研究工作室"，在遵照"交流学习、全面掌握、整理提高"的原则指导下，对任老的学术思想及临证经验进行整理、挖掘，先后走访多位当年曾跟随任老学习、工作过的专家，进行座谈、搜集资料。在任老先生重视调理脾胃的基础上，总结大家多年的学习体会，经过对保留下的百余例临床医案的数据分析，结合当今社会小儿生长环境及喂养方式的变化所出现的新的发病特点的不同，编辑此书。因此，此书不但汲取了任宝成前辈们的经验，而且还有一定的发扬光大。一篦之间，愿闻同道明教。

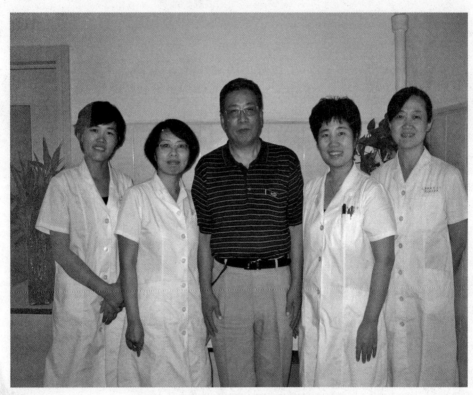

天津市"任宝成名中医传承研究工作室"成员

目　录

第一章 疾病辨证施治概要

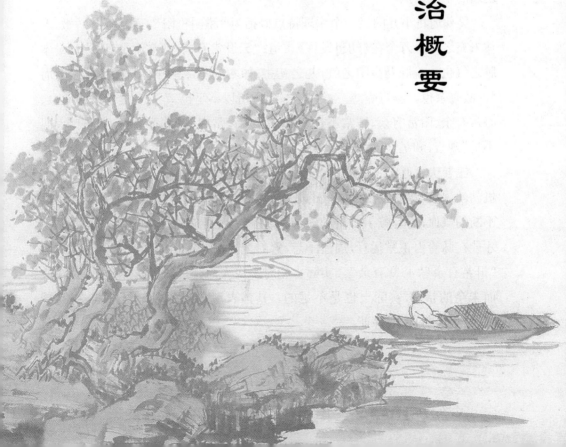

第一节　小儿生理及病理特点

小儿既生机盎然又娇嫩易折,有其不同于成人的生理及病理特点,正确认识小儿生理及病理特点,有助于临床医师更好地辨证论治。任老对小儿生理病理特点的认识深受儿科名家万全的影响。

一、生理特点

临床中,儿科医师将小儿生理特点归纳为"纯阳"和"稚阴稚阳"两种特点。纯阳之体的论点,最早见于我国现存第一部儿科专书《颅囟经》,书中指出:"三岁以内,呼为纯阳。"指婴儿犹如初生的嫩芽,自出生后以至成人,无时无刻不在生长发育,尤其是三岁以内的幼儿,更为迅速,因为"以阳为用",阳生则阴长,所以在幼儿时期称为纯阳之体,用以概括小儿生机蓬勃、发育迅速的生理特点。

吴鞠通将小儿的另一个生理特点概括为"稚阴稚阳",言其脏腑娇嫩、形体未充之性。万全在《幼科发挥》言道:"云肝常有余,脾常不足者,此却是本脏之气也。盖肝乃少阳之气,儿之初生,如木方萌,乃少阳生长之气,以渐而壮,故有余也。肠胃脆薄,谷气未充,此脾所以不足也。"万全提出肝常有余、心常有余、阳常有余、脾常不足、肺常不足、肾常虚、阴常不足的"三有余,四不足"观点,和吴氏的"稚阴稚阳"说有异曲同工之妙。

任老认为万氏言"肝常有余",是指小儿生长发育迅速,如草木萌芽,生机勃勃,此全赖肝主生发之气的旺盛。"心常有余",是指小儿生长需要源源不断的气血,这有赖于心气的充沛,才能维持正常的心力、心率和心律,血液才能在脉管内正常运行,周流不息,营养全身。这种功能状态在生理上称为"肝常有余""心常有余"。实际上相对于成人而言,二脏形体功能均处在成而未全的状态,实际上也是不足的。具体表现在小儿多神气怯懦,容易受惊,发生惊啼、惊风等证。

二、病理特点

因为小儿生理特点不同于成人,故在发病过程中,其疾病种类及疾病发展转归与成人有很大不同。

首先表现在小儿"稚阴稚阳",较之成人容易发病,尤以肺脾两脏最易受累。

1. 肺为娇脏,最易受邪

小儿肌肤娇嫩,藩篱疏薄,则邪气易从肌表而入,肺常不足,全而未壮,又居上焦,邪气由外而感,最易伤肺。此外,因小儿脾常不足,易被饮食所伤,内生痰浊,此为阴邪,容易损伤肺脏之阳气。

2. 脾胃不足,饮食自伤

万全云:"饱则伤胃,饥则伤脾,热则伤胃,寒则伤脾。"小儿年幼,饮食冷暖不能自调,往往因喂养不当、饮食不节而损伤脾胃,酿生病变。脾胃为后天之本,生化之源,有升清降浊的功能,脾胃受损,清阳不升,浊阴不降,因此"百病由脾胃而生"。任老重视脾胃病变在小儿诸病中的病理作用,认为他病可以及脾,脾病亦可酿生他病。

3. 心肝有余,病常惊惕

心为火脏,主神志,肝为木脏,体阴而用阳。因小儿"心常有余""肝常有余",受邪后,容易从阳化火,使心热易惊,肝热易搐。

任老认为小儿得病者,实证居多。盖小儿纯阳之体,以阳为用,阳气在生理状态下是机体动力,而在病理状态下又是抗病的主力,正邪相搏中,临床表现为实证。例如小儿肺脏娇嫩,容易外感六淫邪气,感邪后易患外感热病,其病变容易化火生风,症见高热、抽风、昏迷等。

其次,小儿发病较之成人具有传变迅速、易趋康复的特点。

1. 发病容易,传变迅速

小儿为"稚阴稚阳"之体,不仅容易发病,而且发病后容易发生虚实寒热的转化,诚如《诸病源候论·小儿杂病候》所论:"小儿脏腑之气软弱,易虚易实。"由于易虚实、易寒热,故患病之后,邪气易盛,精气易夺,寒热虚实的变化较成人为快。初起病势鸱张出现实证,但邪气既盛,则正气易伤,又可迅速转变为虚证或虚实并见。例如小儿常见之感冒,可以在一两天内发展为肺炎喘嗽,进一步可导致内闭外脱的危证。

2.脏气清灵,易趋康复

小儿疾病在病情发展过程中,有传变迅速,易于恶化的一面,但由于生机蓬勃,病因单纯,通过及时治疗及调护,疾病易于治愈。《景岳全书·小儿则》说小儿纯阳之体,"其脏器清灵,随拨随应,但能确得其本而撮取之,则一药可愈,非若男妇损伤、积痼顽疾者之比"。

根据小儿的上述生理病理特点,在临床小儿护理中,任老强调"要得小儿保平安,常带三分饥与寒"。所谓"常带三分饥与寒",万全在《育婴家秘》中说:"饥,谓节其饮食也;寒,谓适其寒温也。勿令太饱、太暖之意;非不食、不衣之谬说也。"所谓"节其饮食",就是既不让小儿过于饥饿,也不让小儿过于饱食。所谓"适其寒温",就是既不使小儿受凉,也不使小儿受热。

在治疗用药上,用药需果敢而审慎。吴鞠通在《温病条辨·解儿难·儿科总论》中言道:"其用药也,稍呆则滞,稍重则伤,稍不对证则莫知其乡,捉风捕影,转救转剧,转去愈远。"小儿为稚阴稚阳,脏腑娇嫩,形气未充,对药物反应较成人敏感,故凡大苦、大寒、大辛、大热和一切有毒攻伐之品,均须慎用,以免损伤脏腑功能,促使病情剧变,必须用时,也当中病即止,勿过剂量,防止滥用,贻误病机,导致不良后果。

第二节　小儿诊法特点及辨证

小儿诊法仍需要以四诊和八纲辨证为基础。但是因为小儿具有特定的生理及病理特点,在其生长发育过程中,对病情的证候反应具有自身的特点,且儿科又名"哑科",小儿不能正确诉说病情,兼之就诊时哭闹常常影响气息脉象,故小儿诊法更需四诊合参。

一、望诊

《灵枢·本脏》谓:"视其外应,以知其内脏,则知所疾矣。"正因小儿肌肤娇嫩,反应灵敏,其脏腑病变在体表的反应较之成人尤为明显。望诊内容在《幼科条辨》中归纳为辨寿夭、观形神、视动态、察头颅、望面色、审苗窍、看舌苔、查咽喉、验指纹九个方面。任老认为小儿诊法当以望诊为主,望诊尤重望面色、看舌苔及验指纹三者。

1. 望面色

小儿面部皮肤薄嫩,气血丰富,面部色泽变化在不同病理状态下变化明显,易于被临床发现。钱乙根据《灵枢·五色》的思想,将五部配五脏、五色主病,提出了"面上证",指出:"左腮为肝,右腮为肺,额上为心,鼻为脾,颏为肾。"将人体肝、心、脾、肺、肾五脏,分属对应面部部位。同时将五脏与五色相配,即青色配肝,赤色配心,白色配肺,黄色配脾,黑色配肾,赤者热也,黄者积也,白者寒也,青黑者痛也。例如小儿面目两腮红赤,多属于实热证;印堂、鼻根发青,多提示有惊风趋势。

望面色还应注意面色光泽及面部其他表现。若面色萎黄、暗淡无光泽,多见于久病,脾胃之气大伤。面部白斑点点,多见于虫证。肺炎喘嗽患儿突然出现口周青紫,多见于气滞血瘀,为喘憋重症。若小儿感冒中出现面赤多眵,眼泪汪汪,有面部不洁感,应考虑麻疹可能。

2. 望舌苔

舌诊为辨证不可或缺的客观依据。无论八纲辨证、脏腑辨证、六经辨证、卫气营血辨证或三焦辨证,都将舌象作为辨证的指标。正如《临证验舌法》所云:"凡内多杂症,亦无一不呈其形,著其色于舌……据舌以分虚实,而虚实不爽焉;据舌以分阴阳,而阴阳不谬焉;据舌以分脏腑,立主方,而脏腑不差,主方不误焉。危急疑难之顷,往往证无可参,脉无可按,而唯以舌为凭,妇女幼稚之病,往往闻之无息,问之无声,而唯有舌可验。"可见,舌诊对疾病诊断有很大价值。任老治疗小儿疾病,尤重舌苔的变化。

"舌苔乃胃气所注"。舌苔的生长是由于脾胃之气蒸化体内浊气形成的。薄苔,不论白苔还是黄苔,均表示病邪轻浅,邪在卫表。厚苔,是胃气夹湿浊邪气熏蒸所致,主邪盛入里,或内有痰饮食积。苔白而厚,多是脾胃受损运化失职,痰湿内蕴所致;若苔黄而厚,多为邪食相搏,阻塞中焦,腑气不利而致。若白苔转黄,预示湿浊化热或病邪进展。腻苔多为湿邪内蕴,阳气被遏。苔白腻而滑,多属于脾虚湿盛。苔黄厚而腻,多为脾胃湿热上蒸。花剥苔多见于食滞日久,胃之气阴两伤或虫积。

还应注意一些特殊的舌苔变化在儿科具有特殊诊断意义。杨梅舌,见于猩红热热毒内燔。舌面甚至整个口腔满布白色凝乳状白屑,为鹅口疮,是心脾积热之征。舌下系带糜烂、溃疡同时咳嗽日久者,往往是百日咳小儿。舌尖散在溃疡、疱疹者,为心火热毒所致。

3. 验指纹

验指纹即诊小儿示指络脉,是三岁以内小儿诊法中的特殊方法。从虎口直至示指内侧显露的络脉,分为三关,示指第一节为风关,第二节为气关,第三节为命关。正常的小儿指纹红黄隐隐露而不显,在疾病状态下,指纹的形态长短及颜色会发生变化。一般将小儿验指纹的内容概括为"浮沉分表里,红紫辨寒热,淡滞定虚实,三关测轻重"。

指纹在风关以下者为正常,纹至风关者属病轻,见于气关者病较重,至命关者为危重,透关射甲者病垂危。外邪初犯,病在肌表,指纹浮露而色泽鲜红;淡红隐隐,为中气怯弱,营卫不和,属于虚寒;指纹色泽深红为风热郁滞;色泽紫暗的,为气血郁滞,或邪毒壅盛。色泽淡红或淡青的,都属体虚、气血不足的表现。指纹青而兼紫者,是肝经风热,易惊搐。若推动指纹,指纹滞涩不流利者,多为胃肠积滞或邪热相搏,邪气阻滞气机运行所致。平素体阳虚小儿,指纹多纤细色白。

二、闻诊

闻诊主要包括听声音、闻气味两个方面。

1. 听声音

主要是听语言、啼哭声、呼吸声及咳嗽声。小儿言语气盛声响,多属于实证；语言气衰声微或呻吟，多属于虚证，为心肺不足。若狂言乱语、烦躁不安，为邪热炽盛；若神志昏迷，嗜睡谵语，为热扰心包。若哭声嘶哑不扬，闷结不舒，多病在咽喉。若哭而无泪，声微难出，多为危证。呼吸气粗为实热；呼吸浅促，乃为肺气虚弱。气短善叹息，为中气不足之证。呼吸深长，缓慢不规律者，为心肺气绝，预后不良。呼吸急促，声如拽锯，伴有水鸡声者，为哮喘。呼吸喘急，喉中痰鸣，多为肺炎喘嗽。咳嗽声音重浊，为风寒闭肺；咳嗽声音洪亮高亢，为风火内侵；干咳无痰为火气凌金；咳嗽振作，伴有鸡鸣样回勾，为顿咳。咳嗽声音嘶哑，伴有犬吠样咳，为急喉音。

2. 闻气味

主要包括闻口气、大小便气味、痰液气味。呼气灼热者，为肺胃积热；口中嗳气酸腐，多由伤食；口气腥臭，伴频咳者，为肺痈。大便酸臭，臭如败卵，为乳食积滞；大便腥臭，黏滞不爽，为大肠积热；小便骚臭浑浊，为湿热下注。痰液腥臭，为肺热肺痈；无味清稀，为肺虚肺寒。

三、问诊

小儿问诊内容主要包括问寒热、问汗出情况、问头身、问二便、问饮食、问睡眠、问喂养、问接触史以及出生情况。如小儿睡中咬牙或惊叫，啼哭不安，常是有病的反应。又如出汗情况，大多小儿在初入睡时往往有头汗出的表现，此为常态，不能一概认为盗汗、自汗表现；若小儿睡熟后半夜仍汗出明显，在除外被覆衣物因素后可考虑盗汗。

在问诊中尤重问大便。大便排泄虽由肠道所主，但与脾胃的腐熟运化、肝脏疏泄和命门的温煦有密切关系。询问大便情况不仅可以直接了解胃肠消化功能，并且为判断疾病寒、热、虚、实提供重要依据。任老在询问大便情况时，着重了解排便的次数、时间，以及大便的量、色、质、气味和伴随症状。一般来讲，邪食互结，阻滞中焦，常会导致大便异常，表现为大便溏泄、排便不爽或燥结便秘。如大便秘结，伴肺胃实热证候，多为实证，主要是热盛伤津，大肠燥化太过引起；大便稀软不成形或呈水样便，且便次增多，伴有面色萎黄、纳呆，多为脾失健运，大肠传导失职所致；大便完谷不化，见于脾虚与肾虚；大便溏结不调，即时干时稀，多为肝郁乘脾；大便头干后稀，或便干如球，多属于脾虚；大便泻下如黄糜，泻下不爽，为湿热蕴结，大肠气机传导不畅。

四、切诊

因小儿就诊时往往哭闹烦躁而不能安静，故脉诊不能完全作为辨证的依据。年龄不大的孩子任老主要取其指纹，同时配合扪小儿手足，以了解其寒暖、有汗无汗。

总之，在诊察小儿疾病过程中，必须四诊合参，谨守病机，才能对病情做出全面的判断。

第三节　小儿治疗用药特点

小儿治法与成人大致相同，但因生理、病理有其自身的特点，故常见病的种类及病情转归有所差异。

一、用药特点

1. 味简量轻，用药轻灵

任老用药特点可以归纳为"味简量轻，价廉效佳"。他认为小儿如初生之幼苗，机体柔弱，形气未充，用药不当容易妨碍脏腑功能，故用药必须审慎，谨防脏腑受损，病情恶化；且小儿一般病情单纯，对药物反应灵敏，随拨随应，药味不必过多，剂量不必过大，有时单味药即可中病。况且小儿多拒药，服药困难，每次所服用药物有大半被吐出，过大药量不仅增加家长喂药难度，造成药物浪费，且降低药物疗效，故任老处方务求药味少，药量小，取到量小而力专的奇效，同时降低医疗费用。纵览任老处方，一般药味不超过12味，每味药物剂量多在 6g 左右。

任老认为小儿稚阴稚阳，不耐攻伐，大苦、大寒、大辛、大热等重剂以及峻猛之剂可免则免，应投以轻灵之品，方可顾护脾胃，故多选用量轻味薄、悦脾和中之药。如治疗小儿外感,常用薄荷、紫苏叶、荆芥、防风、连翘、桑叶、菊花等气味轻薄如羽、性浮散的药物。

2. 内外合治,善用快针

任老非常重视外治法在小儿临床的应用,对于小儿厌食、疳积、脑瘫、泄泻、惊风、口眼㖞斜等病症内外合治,取得了满意的效果。其中,针灸疗法的快针是任老的一大治疗特色。所谓快针是指取穴少、针刺深、刺激大、不留针或留针时间短的针刺方法,主要是任老考虑到小儿易动、爱哭闹的天性,对小儿施行速针刺激的治疗方法,以避免留针时因孩子哭闹引起弯针、滞针等危险。例如快针治疗脑瘫,任老常规选穴为华佗夹脊穴、肩髃穴、曲池穴、足三里穴、外关穴、合谷穴等,整体针刺时间不超过5分钟。

二、治疗原则

1. 立"三通"大法,旨在宣畅气机

任老治病重视气机宣畅,并提出了"三通"疗法。所谓"三通"乃上通、旁通、下通,施此三法因势利导,以求气机通畅,逐邪外达。

"上通"乃施"消导""降逆"之法,用治食积、痰盛、喘息等病症。"吐"法是指使用盐汤等药物达到催吐宿食的目的,主要适用于食积、痰多患儿。因该法小儿较为痛苦,临床依从性差,后多以"消导"法代替。"降逆"法主要是使用旋覆花、代赭石等药物治疗肺胃气逆患儿。

"旁通"乃用"汗法",调其阴阳,通其毛窍,驱其邪气,并不拘泥于外感咳嗽等表证,亦善用于发疹初期等病症。例如治疗外感咳嗽,邪在于表,闭郁肺气,治疗当重在一个"宣"字,当以汗法驱邪为捷为先。对于风寒咳嗽,表现频咳无痰者,加用荆芥、紫苏叶、防风、豆豉等辛而微温之品,可速达宣表止咳作用。

"下通"乃通利二便,使邪实从大肠、膀胱而解。任老善用白茅根清热利小便,黑丑通利二便,使邪热从二便而走,因势利导,给邪以出路。

"三通"诸法中,任老最重"汗法",提出汗法乃"截断扭转,先证而治"之法。认为在疾病早期,及时恰当地使用"汗法"尤为重要,早期热邪随汗而

解,无热炼痰即可截断病势发展。

2. 首重脾胃,以消为补

任老治疗小儿病着重脾胃,并强调"以消为补",重视消导法的临床应用。除小儿泄泻、小儿积滞等疾患外,其他疾病如小儿反复外感、咳喘等亦重视此法,往往在治食过程中邪势也渐衰退。

李杲《脾胃论》云:"贼邪不能独伤人""诸病由脾胃而生"。脾主升,胃主降;饮食停滞,脾胃受损,升降失调;感邪后,邪食相搏,郁阻中焦,闭塞气机。任老强调小儿不论在生理还是在病理上,均与成人不同,其机体处于生长发育阶段,突出表现为脏腑娇嫩,形气未充,但生机蓬勃,发育迅速,且多为"肝常有余""脾常不足"。在治疗过程中,善于调理脾胃,才能治食得效。故他在小儿疾病早期的治疗中,以畅通气机,司理升降为治疗原则。欲畅气机,则宜邪食同治;若治邪不治食,因宿食不去,气机不通,邪亦难速除。邪食同治,有益于中焦升达和气机舒展,使病情在早期就得到控制。

任老在选药上多顺应脾胃升降的特性,且多注意升降、疏通气机。他用药力求平和、轻而量少;勿过偏,丁平淡中求巧胜,如麦芽、山楂、神曲、莱菔子、鸡内金等,属平和、平淡之药物。南山楂既可消肉食积滞,又可解表。神曲化水谷宿食,开胃健脾,发表和里。谷芽启脾开胃,入胃主降;麦芽疏肝宽肠,入脾主升,二药合用,有升有降,其生用长于鼓脾胃之气,炒熟功于消食开胃。鸡内金消食积,止遗尿。莱菔子导积滞,除胀满,顺气消痰。

总之,小儿生机蓬勃,只要喂养得当,护理适宜,自身即能正常生长发育,茁壮成长。对无病的小儿,则不宜滥用补剂,企图靠补剂促使小儿生长发育会适得其反,因药物的性能皆有所偏胜,滥用或过用都足以产生弊端。朱丹溪曾指出:"虽参、芪之辈为性亦偏。"即使病情需要用补法,也必须对症下药。因补剂有多种,虚证有多样,必须针对不同的虚证,选用不同的补剂,才会获得满意疗效。

第二章　儿科疾病治疗经验及验案

第一节　内科病

一、感冒

1. 概述

感冒是由小儿感受六淫之邪引起,以发热、恶寒、咳嗽、流涕为主要表现的常见病。本病病位在肺卫肌表,病机关键是卫表失宣。因小儿为"稚阴稚阳"之体,肺脏娇嫩,脾胃薄弱,神志怯懦,感受外邪后,传变较快,除肺卫表证外,往往出现兼夹食积腹胀、夹痰作咳,甚至惊风抽搐等变证。这是小儿感冒独有的特点。

此外,部分小儿因素体体禀不足或脏腑功能失调,反复感冒,称之为复感儿。另因感受时疫戾气者,往往病势凶险,表里俱病,称之为时疫感冒。

2. 辨证

任老认为小儿感冒常见证型包括风寒感冒和风热感冒。风寒者,因风寒袭表,肌腠闭塞,阳郁不伸,症见恶寒发热,无汗,头身痛,鼻塞流涕,咳嗽,声音重浊,口不渴,舌苔薄白,指纹浮红或脉浮紧。风热者,症见发热,有汗而少,头痛鼻塞,咳嗽流涕,咽痛,口干口渴,舌红,苔薄黄,脉浮数,或见指纹浮紫。时疫感冒相当于流行性感冒,由于疫邪染病,故病情较重,往往表里兼病,症见骤然高热,恶寒或寒热往来,头身痛,口渴或口苦咽干,咽喉肿痛,呕吐,腹胀,大便干,舌苔白厚或黄,指纹浮紫出气关,脉浮数。

在辨证过程中除主症外,任老重视辨分泌物的性质及舌脉的指导意义。风寒感冒者咽红不甚,涕液清晰,苔薄白,指纹浮红初显或者脉浮紧;风热感冒者咽红咽痛,涕液、痰液黏稠或黄,指纹浮红显露出气关,脉浮数。

感冒辨证除需辨明寒热、表里,尚需辨明兼夹证。邪在表者,往往舌质、舌苔变化不著,指纹或脉象稍稍浮露不显。若小儿舌质红、苔黄厚、指纹浮露明显出气关或脉浮数大而有力,则提示外邪有化热入里趋势。小儿肺脾不足,感冒容易夹痰,出现咳嗽频繁,痰多,喉间痰鸣,舌苔厚腻;夹食积,出坬手足心热,不思乳食,呕吐酸腐,口臭,大便干燥而臭,或见污下物夹有不消化食物,舌苔厚腻;小儿神志怯懦,感冒后可见面色发青,有惧色,惊惕不安或睡中惊啼,甚至抽搐。

3. 施治

本病病位在肌表,重在解表。风寒感冒治宜辛温解表,常用药物包括羌活、防风、荆芥等;风热感冒治宜辛凉解表,常用药物包括金银花、连翘、薄荷、芦根、淡豆豉;因小儿"纯阳之体",感邪后易于化热入里,应在解表基础上佐以清解,常用药物包括黄芩、大黄、栀子等。任老重视小儿感冒兼夹证的处理。夹痰者,宜宣肺化痰,寒痰者采用二陈汤化裁,热痰者采用贝母瓜蒌散化裁,常用橘红、茯苓、前胡、半夏、竹茹、天花粉、桔梗、莱菔子等;夹食滞者,宜运脾消导,采用保和丸化裁,常用神曲、南山楂、麦芽、藿香、槟榔、莱菔子等;夹惊者,宜清热为先,配合镇惊安神,在银翘散基础上加用钩藤、菊花等。

任老自拟小儿感冒方,专治小儿风热感冒、流感以及风疹等,药物组成包括:鲜芦根 10g、连翘 6g、薄荷 6g、桔梗 4.5g、南山楂 4.5g、牛子 3g、杏仁 3g、竹茹 3g。兼咳嗽者,加前胡 3g;兼呕吐者,加藿香 3g,倍用竹茹;素有食滞者,加神曲 4.5g、槟榔 4.5g。若风寒感冒者,本方去连翘、薄荷,加荆芥穗 4.5g、防风 3g。一般小儿普通感冒服用此方两剂可愈。如不愈者,必兼咽红、食滞,应在原方中加板蓝根、大青叶、金银花各 10g,熟大黄 3～6g,继服 5、6 剂可愈。任老治疗麻疹初期也用本方,加蝉蜕 1.5g、山川柳 5g,疗效颇佳。

至于小婴儿感冒,尤其是 1～2 月龄者,因该年龄段小儿常常受寒感冒,出现鼻塞、流涕、喷嚏、低热或不发热等感冒症状,任老拟熏头囟方外熏头囟,使患儿头汗出而解(见熏囟法)。

4. 验案

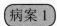

赵××,女,7 个月。1985 年 1 月 7 日首诊。流清涕,打喷嚏,咳嗽偶作,不发热,舌质淡,苔白,指纹浮红未出气关。

【诊断】感冒

【辨证】风寒感冒

【治则】疏风散寒

【处方】羌活 6g，荆芥 3g，防风 3g，鲜芦根 6g，牛子 3g，南山楂 6g，藿香 3g，半夏 3g，甘草 1.5g，生姜 1 片（自加）。3 剂。

1 月 14 日二诊，诉服药后，诸症近愈。现咳嗽，有痰，不喘，苔白，指纹红润。更方如下：

南山楂 6g，橘红 6g，茯苓 6g，半夏 3g，竹茹 6g，前胡 3g，甘草 1.5g。3 剂后愈。

> **按语**　任老认为患儿系感受风寒之邪，肺卫失宣而致，故指纹浮红不显，不出于气关。治宜疏风散寒。但小儿感冒易于化热，故临床用药时在辛温药物中酌加辛凉之品。

病案 2

冯××，男，5 岁。1986 年 1 月 14 日首诊。发热 3 天，体温波动于 38.5 ～ 39℃之间，伴头痛，身重，咽痛，喉核红肿，口渴，大便干燥，小便短赤，舌质红，苔黄腻，脉数。

【诊断】时疫感冒

【辨证】里热壅滞三焦

【治则】清热解毒清里

【处方】生地黄 10g，牡丹皮 6g，黄芩 6g，栀子 6g，神曲 10g，川柏 6g，熟大黄 3g，滑石 6g，木通 6g，甘草 1.5g。3 剂。

1 月 18 日二诊，服药后热退，自觉下午低热，体温 37℃左右，纳呆，只吃清淡食物，大便调，脉沉，苔薄白。更方如下：

陈皮 10g，枳壳 6g，香橼 6g，生地黄 6g，黄芩 6g，栀子 6g，六神曲 10g，麦芽 6g，南山楂 6g，甘草 3g。3 剂行病后调理。

> **按语**　任老治疗小儿热病强调在不同时期对脾胃的顾护。急性期寒凉勿过投恐碍脾胃；瘥后调理重视醒脾运脾。

病案 3

王××,男,3 岁。1985 年 12 月 24 日 首诊。低热三四天,为午后、晚间发热,体温 37.5℃左右,时有呕吐,呕吐物臭腐,大便干燥,味臭秽,舌红苔黄,脉沉。

【诊断】感冒

【辨证】感冒夹滞("食烧")

【治则】解表消滞

【处方】炒莱菔子 10g,藿香 10g,紫苏 6g,陈皮 6g,半夏 6g,枳壳 6g,槟榔 6g,神曲 6g,麦芽 6g,香橼 6g,甘草 1.5g。3 剂。

12 月 27 日二诊。服药 1 剂后即吐,发热截止。现大便干燥,纳呆,舌红苔薄。继续原方 3 剂巩固治疗。

按语　任老认为本患儿系乳食积滞化热,故以保和丸为基础方加减消食导滞,配合藿香、紫苏、香橼辛香醒脾,除湿和中;同时藿香、紫苏辛散解表。

病案 4

宫××,男,2 岁。1985 年 1 月 22 日首诊。经常咳喘发作。现偶咳,喉间痰鸣,流黄涕,泪眵多,手心热,舌淡苔白,指纹浮紫。

【诊断】感冒

【辨证】风热感冒

【治则】辛凉解表

【处方】薄荷 6g,连翘 6g,金银花 6g,枳壳 6g,神曲 6g,麦芽 6g,鸡内金3g,槟榔 6g,甘草 1.5g。3 剂。

1 月 26 日二诊,基本已愈,服药后痰涕明显减少,眼部未再有分泌物。继用原方 2 剂巩固。

按语　任老认为患儿系小儿常见之感冒夹滞,即老百姓所谓的"停食着凉"。此种情况在儿科非常常见。以银翘散为基本方辛凉解表,佐以神曲、麦芽、鸡内金等消导之品,使食积自去。

二、咳嗽

1. 概述

咳嗽是外感后引起的儿科常见肺系疾病,临床以咳嗽为主症,可伴随发热、喘息等症状。肺主宣发肃降,肺气宣降正常为顺。但小儿肌肤、脏腑娇嫩,藩篱不密,卫外不固,易受外邪侵袭,致肺气失于宣降,气逆为咳为喘。中医认为,有声无痰谓之咳,无声有痰谓之嗽,二者常常兼见,故统称为咳嗽。

2. 辨证

《内经·咳论篇》谓:"五脏六腑皆令人咳,非独肺也。"清·陈修园《医学三字经·咳嗽》云:"肺为脏腑之华盖……受不得外来之客气,客气干之则呛而咳矣……受不得脏腑之病气,病气干之亦呛而咳矣。"小儿咳嗽发病原因包括外感、内伤,外感病因常见者为风热、风寒、风燥等;内伤病因则与内伤乳食生痰、体虚伤肺有关。临床中常常内伤与外感兼而发病。

咳嗽病因病机复杂,任老临床进行咳嗽辨证,往往需辨病因、辨病性、辨病位。

(1)辨病因,即辨风、寒、热、燥、湿等致病邪气。风寒咳嗽、风热咳嗽、风燥咳嗽均为外感邪气所致,除咳嗽主症之外,往往有咽痒、鼻塞等症。风寒咳嗽,痰液稀薄,咳声重浊沉闷,兼发热畏寒、流清涕、苔白、脉浮等风寒表证。风热咳嗽,有黄痰,痰液黏稠不爽,或见干咳无痰,咳声高亢响亮,兼见发热有汗、流浊涕、面赤唇红、咽喉红肿、舌尖红、苔黄、脉浮数等风热表证。风燥咳嗽,干咳,或见少痰、痰液黏稠,咳嗽声音嘶哑,兼见鼻唇干燥、咽痛、舌微红少津。

(2)辨病性,即辨痰之性质,小儿常见痰热咳嗽、痰湿咳嗽。痰湿咳嗽,痰液白稀,痰多壅盛易出,咳嗽迁延,或反复发作,呕恶、纳呆,面色白,舌淡苔白腻。小儿素体肥胖,易发为痰湿咳嗽。痰热咳嗽,咳嗽频繁剧烈,痰多黏稠色黄,甚至呛咳兼喘,面赤唇红,溲赤便秘,舌红苔黄腻,脉滑数。此外,小儿咳嗽久作,伤阴耗气,可见阴虚咳嗽、气虚咳嗽。阴虚咳嗽,症见久咳不愈,干咳无痰或痰少而稠,咽干口燥,五心烦热,盗汗,舌红少苔,脉细数。气虚咳嗽,常见于咳喘后期,症见久咳不愈,咳而无力,痰白清稀,面色白,畏寒易汗,动则喉中痰鸣喘息,舌淡苔白,脉细弱。

（3）辨病位,即辨累及脏腑。"咳为有声,肺气伤而不清;嗽为有痰,脾湿动而生痰"。任老认为小儿"肺常不足",不耐外邪所侵,易于发病;"脾常不足",内伤乳食而生痰,故小儿咳嗽累及脏腑以肺脾为主。此外,小儿"肝常有余",木火刑金,肺气上逆引发痉挛性咳嗽,咯吐黄痰,胸胁满闷,咽干口苦,称之为"肝火咳嗽"。

因小儿往往不会咳痰,临床需要从咳嗽剧烈程度及咳嗽的松活紧闷感来体会病情轻重及转归。

3. 施治

任老治咳,贵在"宣",无论外感内伤、寒热,但凡实证,均可以宣发为治疗基点。宣以疏风散邪、清利咽喉、宣肺降气,旨在因势利导,引邪外出,恢复肺脏之宣发肃降功能。

（1）治外感咳嗽,突出一个"疏"字,疏散解表以祛邪,同时舒畅气机,给邪以出路。咳嗽初期为免邪郁生变,忌降气镇咳、收敛滋补;"肺为上焦,非轻不举",治宜宣化上焦,用药应以轻灵为贵。

风寒者,采用杏苏散、止嗽散化裁,常用药物包括紫苏、清半夏、陈皮、浙贝、桔梗、前胡、甘草、百部、蝉蜕、杏仁等。若表寒明显,加荆芥;若表郁化热,加桑白皮、黄芩。若寒郁重,咳声紧闷不畅,痰不上应,无汗者,加麻黄宣肺。

风热者,采用银翘散加减,常用药物包括金银花、连翘、薄荷、枳壳、半夏、橘红、前胡、黄芩、芦根、桔梗、豆豉、杏仁等。若咽喉红肿明显,加射干、蒲公英;若痰液黏稠难咯出,加青黛、蛤壳;若热象重,加栀子、大黄。

风燥者,采用清燥救肺汤或桑菊饮加减,常用药物包括桑叶、麦冬、杏仁、甘草、蜜枇杷叶、白茅根、芦根、天花粉、沙参等。

（2）治内伤咳嗽,重在理气、健脾、化痰。任老认为"治咳先治痰",尤其内伤者;痰之形成责之于肺脾二脏;另一方面,痰液聚集又加重了肺气的壅滞,进一步影响肺的宣降功能。故任老治咳,重在调理肺气,健脾化痰,常用橘红半夏汤为基础方随症加减。橘红半夏汤(橘红、半夏、藿香、生姜、炙甘草)出自《济阴纲目》卷十三,主治产后胃虚呕吐,旨在寒热并用,理气治痰。任老认为治痰须理气,气利痰自愈。橘红辛苦温,入肺脾经,功在利气消痰,《药品化义》云橘红"主一切痰病",《本草汇》言其"能除寒发表",外感咳嗽可用;清半夏辛温,入肺脾经,功在燥湿化痰,降逆止呕。任老常常以橘红、半夏为对药,治疗各种痰咳。

4. 验案

病案 1

王××,男,3岁,1986年3月19日首诊。咳嗽5、6日,有痰,痰白,流黄涕,大便调,舌质淡,舌苔白,指纹浮紫。

【诊断】咳嗽

【辨证】痰湿咳嗽

【治则】理肺健脾,化痰

【处方】橘红6g,半夏3g,茯苓3g,枳壳6g,前胡3g,桔梗3g,神曲6g,甘草1.5g。3剂。

3月23日二诊,咳嗽减轻,纳食增加。继续服用2剂。

> **按语** 本案证属痰湿咳嗽,"脾为生痰之源,肺为贮痰之器"。本方在橘红半夏汤基础上加消导理气之品,健运脾胃,杜绝生痰之源;宣畅中焦气机,气行痰自消。

病案 2

李××,女,3岁。1986年3月12日首诊。发热后咳嗽、有痰3天,咳声紧闷,痰液不易咯出,纳呆,大便干燥,舌红,苔白,脉数。

【诊断】咳嗽

【辨证】痰热咳嗽

【治则】清肺热,理气化痰

【处方】薄荷6g,黄芩6g,栀子6g,百部6g,茅根10g,橘红6g,半夏6g,

神曲 6g,甘草 1.5g。3 剂。

3 月 16 日二诊,咳嗽较前减轻,喉中痰鸣,纳少,大便可。原方减薄荷、栀子,加莱菔子 6g,槟榔 3g。3 剂。

> **按语**　任老认为本例小儿感受外邪后肺气郁闭,化热伤津,故而咳嗽不爽,痰液难咯;肺与大肠相表里,肺热下移大肠,传导失司,故而大便干燥,纳食减少。薄荷性味辛凉,入肝肺经,《医学衷中参西录》言其"一切风火郁热之疾,皆能治之",又言其"亦能泻肺定喘(薄荷之辛能抑肺气之盛,又善搜肺风)",对于热咳,不论有无表证均可用之。白茅根入肺、膀胱经,清热、生津、利尿,引肺经热邪自小便而解,给邪以出路。

病案 3

李××,男,7 月半。1986 年 2 月 13 日首诊。咳嗽半月余,喉中痰鸣,纳可,二便调,舌红,苔白,指纹紫出气关。

【诊断】咳嗽

【辨证】风热咳嗽

【治则】宣肺化痰

【处方】薄荷 3g,金银花 6g,连翘 6g,枳壳 6g,川贝 3g,前胡 3g,黄芩 6g,栀子 6g,甘草 1.5g。3 剂。

> **按语**　本例小儿虽咳嗽日久,结合舌、指纹,仍考虑表证未解。

病案 4

高××,男,5 岁。1986 年 2 月 19 日首诊。咳嗽 1 月余,有痰,不喘,纳呆,大便调,舌红苔白,脉细。

【诊断】咳嗽

【辨证】肺脾气虚

【治则】健脾补肺

【处方】橘红 6g,半夏 3g,茯苓 6g,槟榔 6g,炒莱菔子 6g,枳壳 6g,神曲 6g,麦芽 6g,麦冬 6g,白芍 3g,甘草 1.5g。3 剂。

2 月 23 日复诊,上述症状好转,继服 4 剂。

> **按语** 患儿咳嗽日久不愈,耗伤肺气,病久及脾,肺脾气虚,正虚邪恋,咳嗽迁延。脾气亏虚,运化失常,酿湿生痰,予以橘红半夏汤加茯苓、甘草合二陈之意燥湿健脾化痰;加莱菔子、麦芽、神曲消食导滞化痰;脉细无力,肺气耗散,加麦冬、白芍敛肺。

病案 5

李××,女,4 岁半。1986 年 2 月 13 日首诊。咳嗽半月余,有白痰,不发热,舌红,苔白厚,脉数。

【诊断】咳嗽

【辨证】痰湿咳嗽

【治则】燥湿化痰,行气消积

【处方】橘红 6g,半夏 6g,茯苓 6g,麦冬 6g,枳壳 6g,槟榔 6g,炒莱菔子 6g,青皮 6g,神曲 10g,甘草 1.5g。4 剂。

2 月 19 日二诊。咳嗽减轻,大便干燥,纳呆,午后两颧红赤,脉沉,舌暗,苔薄白。予以橘皮 10g,半夏 3g,茯苓 6g,神曲 6g,麦芽 6g,枳壳 6g,槟榔 6g,大腹皮 6g,甘草 1.5g。

> **按语** 任老认为本例患儿痰湿内盛,隐隐有郁而化热之势。故橘红、半夏、茯苓燥湿化痰,青皮、莱菔子、槟榔、枳壳行气导滞,宽胸解郁。

三、肺炎喘嗽

1. 概述

肺炎喘嗽是感受外邪,临床出现发热、咳嗽、痰壅、气促、鼻煽为主要表现的肺系病症。本病常常由感冒、咳嗽等发展而来。本病的病机关键是感受外邪后肺气郁闭,失于清肃通降。

肺为娇脏,主气,司呼吸;通调水道,下输膀胱,以降为顺。外邪闭阻肺气后,失于清肃之职,故而发热、咳嗽、气急。肺气郁闭,水液失于正常疏布,留滞气道而为痰;同时邪气郁闭肺络化热,炼液成痰,痰随气逆,故而咳嗽、喘急、痰壅。邪气闭阻肺络,肺气郁滞,气为血之帅,气行则血行,气滞则血滞,肺气闭塞,血行不畅,患儿可见面色苍白、口唇青紫等重症。本病因小儿体弱正虚或感邪深重,往往病情较重,甚至出现邪陷心肝、心阳暴脱等变证。

2. 辨证

任老认为肺炎喘嗽的辨证论治首先当辨明病期。

(1)疾病初期,以肺卫表证为主,其临床证候常见风热、风寒两种情况。

风热闭肺:"温邪上受,首先犯肺"。肺合皮毛,温邪外犯,表为邪闭,肺气不得宣散,郁结为热。症见身热,微恶风寒,自汗,口渴,咳嗽,气粗,舌尖红,苔薄白或薄黄,脉浮数。

风寒闭肺:风寒外束,腠理壅遏不通,肺气郁闭,宣降失宜,肺气上逆,致咳喘频作。症见发热不高或不发热,无汗,恶风寒,咳嗽,痰多白稀,喘息重,苔薄白,脉浮紧。

此期虽邪郁在表,但病机向里,故肺气郁闭的症候已然存在。故相较于咳嗽,本证肺系证候日渐加重,咳嗽更加剧烈,声音沉闷而往往兼喘。

(2)疾病极期,表邪未解,入里化热,肺经气分热盛,肺气不宣,清肃失职,痰热与邪气交阻,闭阻肺络,形成肺热壅盛证。热邪内蕴,里热鸱张,症见身热甚或高热不退,有汗,咳嗽次频而声浊,喘急,喉中痰声漉漉,痰黄黏稠,胸腹满闷或两肋凹陷,面赤,鼻翼翕动,舌红,苔白或黄腻,脉滑数。"肺与大肠相表里",肺气闭阻不得下达,则腑气不通,可见腹部胀满,大便秘结。肺气闭阻,血行郁滞,则可见呼吸困难、口唇青紫。

肺炎喘嗽极期,由于感邪深重,邪气得不到有效遏制,往往出现危重变证。若邪陷心肝、引动肝风出现神昏谵语、目睛上窜、颈项强直、四肢抽搐;若阴竭阳脱,可见面色苍白、口唇青紫、呼吸浅促、肢冷脉弱。

(3)疾病恢复期:邪去正伤,正虚邪恋。部分患儿抗邪无力,容易迁延不愈。主要病机为肺脾气阴虚损,痰邪久羁,表现为低热起伏,咳嗽缠绵,精神倦怠。此期病位主要在肺脾两脏,首辨气虚、阴虚。气虚者,咳嗽无力,痰液清稀,自汗,纳少便溏,舌淡,苔白,脉细弱。阴虚者,咳嗽少痰,五心烦热,盗汗,口唇干红,舌干少津,苔花剥,脉细数。

3. 施治

肺炎喘嗽的病机关键是肺气郁闭,其治疗大法主要是宣肺开闭。

初期,热邪在表,表邪宜散,以轻清宣肺为主。证属风热闭肺者,宜辛凉宣肺疏表,方用银翘散加减。口燥津伤,干咳者,加沙参、麦冬生津护阴;汗闭不出加薄荷;目赤烦躁加栀子、菊花;痰多加竹茹、浙贝母。证属风寒者,宜疏风散寒宣肺,方用九味羌活汤、加味麻杏石甘汤加减。其中加味麻杏石甘汤组方为麻黄2.5g、生石膏15g、连翘15g、杏仁5g、甘草5g、芦根30g。若喉间痰鸣、胸腹满闷,加青皮、竹茹、杏仁、枳壳;喑哑、声嘶,加射干、牛蒡子。初期,正气未伤,邪气在表,忌用滋腻敛邪药物,妨碍表邪外出,阻碍肺气宣畅。

极期,以甘寒清肺泻热、止喘,重点在清肺。方用二根汤或加味麻杏石甘汤加减。二根汤组方为芦根15g、茅根15g、桑白皮10g、地骨皮10g、紫苏子10g、莱菔子10g、黄芩10g、杏仁5g、薄荷5g、甘草3g。高热惊厥者,加羚羊粉0.3g冲服,钩藤6g。方中桑白皮、地骨皮、黄芩清泻肺热;杏仁、紫苏子、莱菔子降气平喘;薄荷、甘草辛凉和缓,疏散未尽之表邪;茅根、芦根清热除烦,但芦根偏清气分之热,茅根偏清血分之热,二者适用于肺炎喘嗽气血两燔。此期,津液已伤,辛散之品,应当慎用;因苦寒助燥,易伤津液,亦当谨慎。

后期,邪去正伤,一般扶正祛邪。任老常用养阴清肺汤加减,组方为生地黄10g、麦冬6g、浙贝母6g、白芍6g、薄荷6g、玄参6g、牡丹皮6g、知母6g、芦根20g、甘草3g。

4. 验案

病案1

李××,男,11月龄。1976年4月5日初诊。高热,体温最高39.7℃,喘促不宁10余日,现面色苍白,四肢欠温,神情萎顿,大便泄,日行五六次,指纹暗紫,舌苔白。查体双肺满布水泡音。

【诊断】肺炎喘嗽

【辨证】肺热壅盛

【治则】清肺泄热,止咳平喘

【处方】芦根 15g,茅根 15g,生薏米 5g,紫苏子 5g,冬瓜仁 5g,前胡 5g,桑白皮 5g,地骨皮 5g,杏仁 3g,甘草 3g。4 剂。

4 月 9 日二诊,前症好转,热退。上方去冬瓜仁,加南山楂 5g、莱菔子 5g、神曲 5g。9 剂。基本痊愈。

> **按语** 小儿脏腑娇嫩,脾胃尤为不足,肺病及脾,往往在肺炎过程中出现消化不良症状,故任老治疗肺系病症常常在组方中加用山楂、神曲等消导药物。

病案 2

杜××,女,4 岁。1986 年 12 月 31 日初诊。咳嗽 5 日,咳甚呕吐痰涎,低热 1 日,体温最高 37.6℃,无汗,流清涕,舌红,脉浮数。查体:肺呼吸音粗,腋下干性啰音。

【诊断】肺炎喘嗽(初期)

【辨证】风寒闭肺

【治则】疏风宣肺

【处方】羌活 6g,荆芥 3g,防风 3g,南山楂 6g,芦根 6g,桔梗 6g,枳壳 6g,竹茹 6g,甘草 1.5g,生姜 1 片。3 剂。

1987 年 1 月 4 日二诊。服药 1 剂后当晚高热,体温达 39℃,咳嗽频作,呼吸困难,紫绀,于儿童医院检查双肺散在中小水泡音,诊断肺炎,予以静脉青霉素 3 天,次日热退,仍干咳,频咳,不发热,流涕,舌红苔黄,脉数,大便干。查体:双肺可闻及水泡音。予以加味麻杏石甘汤,麻黄 4.5g,杏仁 6g,桃仁 6g,生石膏 12g,黄芩 6g,紫苏 6g,炒莱菔子 10g,前胡 10g,百部 10g,大青叶 15g,蚤休 10g,仙鹤草 10g,槟榔 6g,熟大黄 6g,茅根 15g,芦根 15g。4 剂后复诊,咳嗽减轻,痰多,大便正常。原方去大青叶、蚤休,继续服用 5 剂,痊愈。

> **按语** 肺炎喘嗽极期肺热壅盛,气机闭阻,血行郁滞,出现呼吸困难、紫绀,在加味麻杏石甘汤基础上酌加行气活血药物以宣畅气机。

病案 3

宋××,男,1岁。1986年1月7日初诊。咳嗽3日余,喘促,发热1日,体温最高39.2℃,指纹紫滞,舌红,苔薄。查体:双肺呼吸音粗,可闻及中水泡音及干哮鸣音。

【诊断】肺炎喘嗽

【辨证】风热闭肺

【治则】清热宣肺

【处方】鲜芦根10g,白茅根10g,牛子3g,茅根6g,竹茹6g,前胡3g,黄芩6g,栀子6g,藿香3g,甘草1.5g。3剂。

1月14日二诊,患儿服药后热退,仍咳喘,指纹紫,达气关,苔白,大便干,纳呆。予以竹茹6g,前胡3g,桑白皮6g,川贝母3g,橘红6g,神曲6g,甘草1.5g,半夏3g,桑叶3g。5剂痊愈。

> **按语** 芦根、茅根分别清气分、血分热邪,既清泻肺热,又可利尿,引邪从小便而出。

病案 4

孟××,女,1岁。1986年4月24日初诊。肺炎恢复期,现咳嗽迁延不愈1月余,喉中痰鸣,纳可,大便干,指纹紫滞,舌苔白。查体:听双肺满布痰鸣音。

【诊断】肺炎喘嗽(恢复期)

【辨证】痰热恋肺

【治则】清热化痰,佐以消导

【处方】炒莱菔子6g,橘红6g,半夏3g,杏仁3g,前胡3g,南山楂6g,藿香3g,竹茹6g,甘草3g。5剂。痊愈。

> **按语** 患儿肺炎恢复期肺中啰音持续不消,余邪留恋不去,故应以祛邪为要。同时加山楂、藿香醒脾消导。

四、哮喘

1. 概述

哮喘是一种以反复发作,喘促气急,喉间痰吼哮鸣,呼气延长,严重者不能平卧,呼吸困难,张口抬肩,摇身撷肚,口唇青紫为主要临床特征的肺系病症。本病是儿童常见病,且反复发作,病情迁延,严重影响小儿的身心健康。《医学正传·哮喘》云:"喘以气息言,哮以声响名。"呼吸急促甚至张口抬肩谓之喘,喘气出入喉间有声谓之哮。临床发作中哮必兼喘,喘未必兼哮。

2. 辨证

哮喘发病与肺、脾、肾三脏功能失调,痰饮内生,留伏于气道,因外邪感触或与某些物质接触而发病,基本病机为痰气交阻,肺气上逆。

本病临床辨证论治,首辨发作期与缓解期,次辨寒、热、痰、虚。发作期,多属邪实;缓解期,正虚邪恋。临证发作期常见证型包括冷哮、热哮;缓解期常见证型为肺脾气虚。

(1)发作期:肺主气,司呼吸,喜宣发。肺脏外感寒热之邪,肺气郁闭不得宣发,则出现咳逆上气,外邪引动气道蛰伏宿痰,则触发本病发作。冷哮由受寒或当风饮食引起,受冷后寒痰阻肺引发,症见喉中哮吼痰鸣如水鸡音,痰稀多泡沫,胸膈满闷,呼吸急促,兼见鼻塞流涕,或有恶寒发热,面色苍白,舌质淡,苔白,脉滑或沉紧。热哮因痰热素盛,痰热阻肺,肺气郁滞不宣而发,本证也可由寒化热而来,症见哮吼痰鸣,声高息涌,或见壮热汗出,烦躁口渴,面赤唇红,痰涎黄稠,脘腹胀满,大便秘结,舌红苔黄,脉数等。

(2)缓解期:小儿哮喘日久,肺脾气虚,卫阳不固,症见平素多汗恶风,易感冒,形体虚胖,肌肉松软,大便溏软。此外,部分小儿久病累及肺、脾、肾三脏亏虚,症见咳喘气短无力,畏寒自汗,倦怠神疲,或见食少纳差,便溏,或见遗尿等。

3. 施治

哮喘的治疗,在发作期重在攻邪治其标;在缓解期当调中补虚,扶正固本。

（1）发作期：哮喘因外邪感触而发作者，邪气在表，只需发散，表邪去则喘平。任老根据感受邪气寒热不同，随证施治。外感风寒者，宣肺解表，温肺化痰，常用三子养亲汤合小青龙汤加减或射干麻黄汤加减；外感风热者或内有伏热者，清宣解表，止咳平喘，常用定喘汤或苇苏汤加减。临证时注意小儿脏器清灵，用药应清轻如羽，取其上浮宣发之性，疏利上焦之气；但忌宣发过度，损伤正气。

苇苏汤组方包括鲜苇茎30g，紫苏子6g，冬瓜仁6g，陈皮6g，生薏米3g，前胡3g，杏仁3g，熟大黄3g，桃仁1.5g，半夏1.5g，甘草1.5g。任老常使用本方治疗急慢性支气管炎、支气管哮喘、过敏性哮喘、肺化脓症等，临床症见咳嗽喘急，有汗，痰黄或白，夜不得卧，指纹紫或脉数，舌苔黄或白者。若夜间咳嗽重者，桃仁改为6g；腹胀者加槟榔、六神曲；痰中带血或鼻衄、口渴、自汗者，减半夏，加黄芩3～6g；喘甚痰少者，紫苏子改为9g；胸闷气短而痛者，加瓜蒌、薤白各3～6g；大便干燥者，可增加熟大黄剂量；大便稀薄、次数增多或体弱者，减熟大黄，加党参3～6g；指纹浮紫者，加薄荷。

中医认为肺主肃降，通调水道，"与大肠相表里"。任老认为哮喘责之于肺失肃降，痰气交阻于气道，肺气上壅，治疗主张恰当运用通腑法达到"通六腑，以降肺气"，伏痰随肺气自降的目的。一方面，任老治疗哮喘急性发作期擅在方中加用熟大黄缓泻，旨在通腑使大肠之气得通，肺气方得下行，增强全方的平喘之功。另一方面，因小儿为稚阳之体，脏腑娇嫩，脾胃之气尤为不足。临床中小儿大多饮食不节，多由饮食停滞，故喘证小儿多有消化不良的表现。故任老治疗中常在方中加用槟榔、六神曲等消导药物，既助脾胃增强化食腐谷之力，同时又增强降气之功效。该法对于喘证痰盛气涌不能平卧者尤为适用。

（2）恢复期：本期治疗当扶正固本。肺脾气虚者，应益气固表，健脾化痰，使用六君子汤加减；肺脾肾亏虚者，当补虚扶正，以金匮肾气丸加减。《保婴撮要》中指出，"喘急之证，多因脾肺气虚，腠理不密，外邪所乘，真气虚而邪气实者多"，"未发则补脾为主"。小儿脾胃先天不足，兼之饮食不节，容易出现脾胃功能失调，常见肌肉松弛、湿疹、喉中漉漉痰声等表现，此为哮喘发病的重要内因。

本病不易根治,和患儿的体禀素质有关。恢复期必须注意饮食起居,寒温适宜,防止复发。忌食冰棍、糖、醋、鱼、牛肉、鸡肉、韭菜、蒜毫、辣子、葱、蒜以及过咸的食物。

4. 验案

病案 1

王××,男,6岁。1977年11月12日初诊。反复咳嗽、喘息2年,辗转治疗,效果不佳。现咳喘痰多,不得平卧,二便正常,舌苔薄白,脉数。查体:双肺满布哮鸣音。

【诊断】哮喘

【辨证】热哮

【治则】降气平喘,清肺化痰

【处方】苇茎30g,紫苏子6g,桃仁6g,杏仁6g,槟榔6g,生薏米6g,六神曲6g,冬瓜仁6g,薄荷3g,甘草1.5g。3剂。

11月16日复诊,喘止。更服5剂,症状消失。

> **按语** 方中以鲜苇茎、紫苏子为主,重在清肺降气,故而本方平喘效力最佳。其余诸药皆为除痰止嗽之品,助清肃肺气。

病案 2

李××,男,3岁。1978年11月2日初诊。外出当风后出现感冒,见鼻流清涕,咳嗽气粗,畏寒无汗2日。现哮喘发作,喉中痰声如水鸡声,喘重时可见面色青紫,舌苔白,指纹浮。

【诊断】哮喘

【辨证】寒哮

【治则】宣肺解表,降气化痰

【处方】橘红6g,半夏6g,紫苏叶6g,淡豆豉6g,防风6g,杏仁6g,前胡6g,薄荷3g,枳壳6g,桔梗6g,生姜1片。3剂。嘱汤药温服,服药后温覆取汗。

11月6日二诊,服药一剂后汗出,3剂服尽,喘息平。现咳嗽,痰多。原方去紫苏叶、淡豆豉、薄荷,加茯苓6g、浙贝母3g、莱菔子6g,更服5剂而愈。

> **按语** 本证为风寒外束,肺失宣肃,痰气交阻气道发病。任老初予以温肺宣散药物,使其汗出表邪得解,肺气得以宣降,哮喘自平。后予以橘红半夏汤加减以化痰止咳。

病案 3

李××,男,1岁。1986年3月19日初诊。咳嗽、喘息一周余,喉中痰鸣有声,夜寐欠安,纳差,大便干燥,舌红,指纹紫出气关。查体:双侧肺呼吸音粗。既往反复喘息病史。

【诊断】哮喘

【辨证】热哮

【治则】清热宣肺,化痰平喘

【处方】枳壳6g,前胡3g,黄芩6g,栀子6g,茯苓3g,甘草1.5g,槟榔6g,焦三仙各3g,鸡内金3g。3剂。

3月23日二诊,咳嗽、喘息较前减轻,夜寐可。大便稍干。原方加熟大黄6g,继续服用4剂,痊愈。

> **按语** 本证主要采用通腑法。通则痰浊下行,肺气得以宣畅,故大量运用消导药物通六腑。患儿夜寐欠安,酌加茯苓以化痰安神。

病案 4

李××,男,5岁。1986年1月5日初诊。既往反复哮喘发作。有湿疹。其哮喘每逢感冒诱发。此次发作间歇,仍时有喉间痰鸣,不咳。平素纳呆,自汗,面色萎黄,舌淡,苔白,脉濡。

【诊断】哮喘(恢复期)

【辨证】肺脾气虚

【治则】温中健脾

【处方】紫苏子6g,杏仁6g,橘红6g,半夏3g,前胡6g,桂枝3g,厚朴3g,神曲6g,麦芽6g,党参3g,甘草1.5g。5剂。

二诊,患儿喉中痰鸣消失,纳食增加。

> **按语**　本方以橘红半夏汤化痰,入桂枝、党参温阳健脾。

病案 5

冯××,女,5 岁。1976 年 11 月 10 日初诊。反复哮喘 2 年,加重 4 天。就诊时咳喘、痰多,不得平卧,大便不畅, 2 ～ 3 日一行,舌苔薄黄,脉数。曾反复应用抗生素、激素及平喘西药,久治不愈。查体:呼吸急促,端坐体位,两肺满布哮鸣音。

【诊断】哮喘

【辨证】热哮

【治则】降气平喘,清肺化痰,佐以导滞

【处方】鲜芦根 30g,紫苏子 6g,桃仁 6 g,杏仁 6g,槟榔 6g,薏仁 6g,神曲 10g,冬瓜仁 10g,薄荷 4.5g,熟大黄 6g,炒莱菔子 6g,甘草 1.5g。5 剂。

二诊喘平,又继以前法加减服 4 剂,症状完全消失。

> **按语**　肺与大肠相表里,清大肠即泻肺气。用杏仁、桃仁止咳平喘,芦根清热祛痰,重用通腑,使大肠得通,肺气方得下行,以增其平喘之力。各种咳喘之证,多由外感风寒、风热诱发,再因小儿护理不当,饮食不节,多有停滞,故任宝成治疗小儿多种咳喘证中,常加消导药,既助脾胃腐熟水谷,促进消化,又可增强清肺降气之力,使疗效更佳。

五、厌食

1. 概述

厌食是指小儿较长时间内食欲不振,见食不贪,食量减少,但精神尚好的常见脾胃证。本病在小儿各个年龄段均可发生。《杂病广要》说:"脾不和则食不化,胃不和则不思食,脾胃不和则不思而且不化。"胃主受纳,脾司健运,同为后天生化之本,中气之源。本病主要是由于小儿脾胃素虚,或喂养不当,或饮食不节,损伤脾胃,导致脾胃功能失调而发病。厌食长期得不到改善,可导致正气虚损,影响小儿的生长发育。

2. 辨证

本病病因主要与饮食不节、喂养不当，或长期偏食有关，而先天禀赋不足或脾胃素虚则是本病发生的内在因素。由于小儿"脾常不足"，脾气未充，运化力弱，加之生长发育迅速，对营养的需求量增多，饮食又不知饥饱。若家长片面追求高营养，杂食乱投；或任儿所好，饮食偏嗜，皆可导致脾胃损伤，脾失健运，胃纳失司而见纳食呆钝。《灵枢·脉度篇》云："脾气通于口，脾气和则口能知五谷也。"《幼幼新书》也云："脾，脏也；胃，腑也。脾胃二气合为表里，胃受谷而脾磨之，二气平调则谷化而能食。"即指出脾胃强健，方能知饥欲食，食而能化，若脾失健运，胃纳失司，则可致不欲纳食，食而无味等症。

故本病基本病机为脾失健运，脾胃功能失调。常见证型包括脾失健运证、脾胃气虚证和肝郁乘脾证。

（1）脾失健运：临床表现为不思纳谷，食而无味，多食后脘腹作胀，易于泛恶，呕吐，面白少华，大便或干或溏，苔白或腻。此型患儿以脾阳不振，运化功能失常，水湿不化为其病机特点，脾虚症状尚不明显。治宜健脾助运。

（2）脾胃气虚：若患他病，滥用药物，或误用攻伐，或过用苦寒之药而损伤脾阳，或过食香燥、辛辣耗伤胃阴，或病后未能及时调理，均可伤及脾胃，使受纳运化失常，形成厌食。此外，小儿先天不足，胎禀怯弱，元气不足，脾胃尤其虚弱，脾虚则不运，胃弱则不纳，均可形成厌食之证，症见食欲不振，面黄肌瘦，精神倦怠乏力，大便溏稀，唇舌淡红，脉细弱无力，指纹淡隐。

（3）肝郁乘脾：《血证论》云"食气入胃，全赖肝木之气疏泄之，而水谷乃化。"《素问·宝命全形篇》亦云"土得木而达。"小儿神气怯弱，易思念、惊恐伤脾。且小儿肝常有余，肝主疏泄，性喜条达，脾胃之运化输布有赖于肝之疏泄。若小儿受惊、受辱，或强迫进食，或所欲不得，或生活不规律，出现精神不快，情绪抑郁，肝脏失于疏泄，肝郁乘脾，可引起厌食，症见纳差不食，苔花剥，脉弦缓。

3. 施治

任老认为厌食症乃积滞之始，治疗厌食过程中应注意积滞的形成。厌食病机为脾胃功能失调,兼之小儿"脾常不足"的生理特点,偏补则壅塞气机,峻消则损伤脾胃,故使用健脾助运,醒脾开胃法,恢复脾胃功能,诚如任老所言"有胃气则得谷"。此法补中寓消,消中有补,补不碍滞;消不伤正,是治疗小儿厌食症的有效方法。

任老治疗厌食基本药物为炒莱菔子、陈皮、曲半夏、神曲、炒麦芽、鸡内金、槟榔、大腹皮、藿香等,临床根据虚实寒热,随症加减。若内生湿浊、苔白腻者,需加用燥湿、消导之剂,如薄荷叶、厚朴、佩兰、南山楂、谷芽等。若食积化热者,酌加清泻郁热之连翘、竹茹、青皮、黄芩、栀子、熟大黄等。若肝气郁滞,病程迁延者,酌加疏肝行气之香橼、青皮、木香、枳壳等。顽固性厌食者,加砂仁。胃气阴受损者,加益气养阴之石斛、沙参、麦冬。

因为本病形成主要是不当的喂养方式导致,故任老临床治疗中重视饮食的调护,强调"乳贵有时,食贵有节",推崇万全"节戒饮食者,却病之良方也"的养生名言。他建议小儿进食遵循按时、有度的原则,鼓励多食蔬菜和粗粮,忌饮食偏嗜甘甜及生冷。

4. 验案

病案 1

肖××,男,1岁2个月。1986年1月10日初诊。纳呆半年余。现贫血,血色素10g/L,面色萎黄,形体消瘦,鼻根发青,平素偏食,性情急躁,心烦不宁,指纹紫,舌红苔白,大便调。

【诊断】厌食

【辨证】肝肺火旺乘脾

【治则】疏肝行气,镇惊醒脾

【处方】薄荷6g,藿香3g,竹茹6g,桔梗6g,南山楂6g,钩藤6g,青皮3g,神曲10g,甘草1.5g。3剂。

1月14日二诊,症状无明显改善,睡眠较前平稳。原方加砂仁3g,服用3剂后复诊,纳食增加,原方去薄荷、钩藤、桔梗,加莱菔子10g、焦麦芽6g、槟榔6g,连续服用7剂。

> **按语**　患儿厌食日久,合并贫血,平素性躁,心烦不宁,鼻根发青,故加钩藤、青皮疏泄肝火,镇惊。本例患儿厌食顽固日久,加砂仁醒悦脾胃,增进食欲,同时砂仁有很好的补血作用。嘱平素注意饮食起居,少食甜食。

病案 2

李××,女,2 岁半。1986 年 3 月 12 日初诊。食欲不振 1 周,腹胀,大便干,2 日一次,舌红苔白,指纹紫。

【诊断】厌食

【辨证】脾失健运

【治则】运脾开胃

【处方】炒莱菔子 10g,南山楂 6g,神曲 6g,鸡内金 6g,木香 3g,槟榔 6g,枳壳 6g,甘草 1.5g。3 剂。

3 月 15 日二诊,患儿服药后纳食增,大便仍干燥,原方加大黄 6g,再服 3 剂。

> **按语**　患儿胃失通降,腑气不通,故而乳食停滞,莱菔子、木香、槟榔、枳壳行气导滞、降浊通腑,胃气得降则纳食开;南山楂、神曲、鸡内金运脾消食开胃。

六、积滞

1. 概述

积滞是由于乳食喂养不当,食滞中脘,积而不化,气滞不行而致的一种脾胃病,临床常常表现为不思乳食,脘腹胀满,嗳气吞酸,甚至呕吐、腹泻酸臭乳食或便秘。因为小儿脾胃先天不足,且他病常常累及脾胃,故本病在临床比较常见。

积滞如果失治误治,迁延不愈,脾胃受损,不能运化输送营养精微物质,往往转为疳证,此即"积久成疳"。

2. 辨证

积滞辨证重在辨虚实。初伤乳食者,为新积,属于实证,为乳食积滞;食滞日久,滞而不化成积者,为久积,为虚实夹杂。

(1)乳食积滞证:《医宗金鉴·幼科心法》记载:"胃主受纳,脾主运化,乳贵有时,食贵有节……若父母过爱,乳食无度,则宿滞不消而疾成也。"现代由于生活水平提高,家长对于小儿过于溺爱,喂养不当,平素膏粱厚味,过食肥甘,甚至一部分儿童以鸡蛋、牛奶等高蛋白食物及糖类食物为主食,导致乳食停滞,阻滞气机,脾胃升降失常,症见食欲减退,恶心呕吐,手足心热,寐不安,腹胀或腹泻,大便多夹有不消化食物,苔黄或白腻,指纹紫滞或脉滑数。

部分小儿可积滞日久化热,积热内扰,迫津外泄,出现嗳气呃逆,不食吞酸,经常腹痛腹胀,肚腹及手足心灼热,口渴不多饮,烦躁易怒,睡眠不安,喜俯卧,梦呓磨牙,盗汗,踢被易惊,口干唇红,舌红苔黄腻,指纹紫滞等症状,此即"食积盗汗"之证。

(2)脾虚夹积证:本证实为虚实夹杂之证,多由小儿积滞日久损伤脾胃,由实转虚;或由于久病脾虚,运化无力,因虚致实,症见不思乳食,进食后则呕吐或腹胀,大便溏薄,夹不消化食物,面色萎黄,神疲乏力,唇舌色淡,苔白腻,脉沉细,或指纹淡红而滞涩。

小儿积滞的辨证重在望舌苔。乳食积滞证患儿舌苔多白苔、白腻苔。若白腻苔,逐渐转为黄腻苔,提示食积化热。脾胃虚弱证患儿舌质淡,苔薄白,舌边有齿痕。若患儿舌苔由薄白苔转为白腻苔,往往提示脾虚不运,湿浊内生,为虚实夹杂证。患儿舌苔剥脱,往往是胃气阴受损的指征。

3. 施治

积滞的治疗应辨清虚实,以消导为治疗的基本原则。正如《幼幼集成·食积证治》中云:"夫饮食之积,必用消导。消者,散其积也,导者,行其气也。脾虚不运则气不流行,气不流行则停滞而为积……若积因脾虚,不能健运药力者,或消补并行,或补多消少或先补后消。"

对于积滞实证,治宜运脾消食,行气导滞。任老采用保和丸加减,常用药物包括焦神曲、焦麦芽、南山楂、莱菔子、陈皮、半夏、茯苓、连翘、大腹皮、槟榔、青皮、木香、黑丑等。其中,任老最爱南山楂一药,认为此药既可消肉食积滞,又可解表。神曲可化水谷宿食,开胃健脾,发表和里。谷芽启脾开胃,入胃主降;麦芽疏肝宽肠,入脾主升,二药合用,有升有降,其生用可鼓舞脾胃之气,炒熟功可消食开胃。槟榔、莱菔子、木香、陈皮旨在行气导滞,若气机不通,腹胀腹痛者,宜用青皮、大黄、黑丑等荡涤攻积。积滞实证化热者,尚需使用青皮、黄连、熟大黄、连翘等清热导滞。

对于积滞之虚实夹杂者,治宜健运脾胃,消补兼施,以消为补。任老认为本证首当导积滞外出,不去其积,则脾胃运化无能,脾胃不健则无生化之源,损伤之气血亦无从恢复。一方面,任老重用山楂,其最善消食积,除腹胀。另一方面,重用槟榔,此药体重下沉,以坠诸药,导中下二焦结滞之气,消积导滞、行气除胀,且有轻泻之功,导积滞从大肠而出,邪去病除。佐以麦芽、神曲、茯苓、陈皮、木香等平淡清轻之药,茯苓淡以利窍,甘以助脾,陈皮、木香芳香气烈之品,澈上澈下,能升能降,导滞开结,宽中理气,恢复脾胃升降之职。

对于积滞之伤于食者,任老倡导"损谷",即要求患儿控制饮食或适当禁食。对于积滞日久者,积滞消除后,尚需调理脾胃以善其后。

4. 验案

病案 1

闫××,男,6 岁,1985 年 12 月 31 日初诊。间断腹痛 2 月余。腹痛以脐周为主,痛处拒按,每日 3～4 次,每次疼痛持续 20～30 分钟,经常低热,腹胀,纳呆,大便干燥,舌质红苔黄微腻,脉弦数。查验血常规:血红蛋白99g/L,白细胞 8.6×10⁹/L,中性粒细胞 0.67,淋巴细胞 0.28,面色青黄不泽,体瘦,腹胀,肝下缘在剑突下 1cm,质软,心肺正常。

【诊断】积滞

【辨证】积滞胃肠

【治则】行气消食,导滞破积。

【处方】木香 6g,槟榔 6g,香附 6g,白术 6g,莪术 6g,厚朴 6g,陈皮 10g,

香橼 10g,神曲 10g,三棱 3g,人黄 3g,甘草 1.5g。3 剂。

1986 年 1 月 4 日二诊。服上药后,腹痛明显减轻,仅有时微微作痛,一过即止,体温正常,大便调,纳差,舌红苔黄,脉弦滑。治以消食和胃,保和丸加减。予以炒莱菔子 6g,焦三仙 6g,茯苓 6g,香橼 6g,炒鸡内金 6g,半夏 4g,白扁豆 10g,熟大黄 3g。服药 1 个月后,患儿面色红润,精神、食欲渐佳,腹软。

> **按语** 由于小儿脾常不足,喂养不当,伤及脾胃,脾胃运化失职,以致乳食停滞,阻滞中焦,日久成积。故初用药性猛峻的木香导滞汤治之。以木香、槟榔、厚朴、陈皮行气化滞,以香附、三棱、莪术破瘀化积,白术健脾化湿,枳实下气消痞,一消一补,使补而不留滞,消而不伤正。诸药组合,共成行气消积,导滞破积之剂,气机通畅,积滞得下,诸症自除。由于小儿脏腑娇嫩,形气未充,治疗时不可久用攻消之剂。正如《幼科发挥》所说:"如五脏有病,或补或泻,甚勿犯其胃气。"故复诊时用平和之"保和散"加以调养收到较好的效果。

病案 2

赵××,女,2 岁。1986 年 3 月 12 日初诊。不思饮食 1 周,口气酸臭,大便干,流涎,指纹浮紫,舌苔白。

【诊断】积滞

【辨证】食积化热

【治则】清热导滞

【处方】鲜芦根 10g,牛子 3g,南山楂 6g,黄芩 3g,栀子 6g,神曲 6g,连翘 6g,熟大黄 6g,甘草 1.5g。3 剂。

3 月 16 日二诊。口气正常,纳食增加不明显,大便不干。原方去牛子、黄芩、栀子,加莱菔子 10g,鸡内金 6g、槟榔 6g,5 剂后纳食正常。

> **按语** 本例属食积化热,故加黄芩、栀子、连翘、熟大黄等清热导滞,但此类药物不可过用,中病即止,以免损伤正气。

七、疳证

1. 概述

疳证是小儿科常见的一种慢性疾病,主要是指小儿因多种慢性疾病影响导致脾胃虚损、运化失健,以致气血津液亏耗,临床出现不思进食,面黄肌瘦,精神萎靡不振或烦躁易怒,毛发焦枯,或腹部胀大、青筋透露,或腹部凹陷如舟,大便干溏不一等一系列表现的脾胃病症。严重的可影响小儿的生长发育,对小儿的健康危害甚大。

本病的病因主要是饮食不节,喂养不当或久病缠绵损伤脾胃。因脾为后天之本,脾胃虚损,生化乏源,五脏六腑、四肢百骸无以濡养,出现各种兼症,如肝疳、眼疳等。本病往往由积滞发展而来,相对于前者,本病临床伴随一系列虚弱干枯的证候。

2. 辨证

任老认为过饱伤胃,过饥伤脾,脾胃虚弱,则浊阴不降,清阳不升;客垢不除,则真元不复,久呈疳证。疳证之病属本虚标实,脾胃损伤、气血虚弱为本,食积内停、脾胃气机壅滞为标,本病病程长,久则累及他脏,常常合并兼症,临床辨治要点为辨标本虚实及辨病期。

疳证初期,小儿乳食不节,形成积滞,壅滞中焦,脾胃受损,精微不化,而正气衰弱不显,症见形体消瘦,不思饮食,肚腹胀满,时有烦躁,大便溏稀、臭秽如败卵,或大便秘结,舌红,苔厚腻,指纹淡紫或脉细。

疳证中期,脾胃受损严重,因虚致实,积滞内停,郁久化热灼津,气阴虚损,症见形体消瘦明显,精神萎靡,或烦躁啼哭,夜寐不安,毛发焦枯,皮肤干涩,肚腹胀满而硬,手足心热,大便秘结,厌食或偏食,舌质红而少津少苔或无苔,脉沉细或指纹紫滞。

疳证后期,脾气受损严重,气血津液日渐不足,症见形体枯槁,精神疲惫,哭声无力,肚腹膨隆,或肚腹凹陷如舟,不思饮食,肌肤干燥不华,睡卧露睛,大便溏薄或便秘,唇舌色淡,指纹淡青。

3. 施治

任老认为治疳必须健脾,健脾才能消疳,治疳必须顾护脾胃。本病基本病机为脾胃虚弱,因虚致实,故治疗多用消导法进行,以消为补,健运脾胃,助消化,贵用平和,不能妄用偏寒偏热之剂攻伐。临床治疗不可骤攻,亦不可峻补;初期运用消法导除积滞,以求缓攻;后期运用饮食调理以求养其脾胃。

疳证初期,积滞伤脾,正气虚损不甚,治疗宜运脾消导,养胃消积,常用保和丸加减,常用药物组成为焦神曲、焦麦芽、南山楂、莱菔子、陈皮、茯苓、大腹皮、槟榔、木香、黑丑等。疳证中期,脾虚夹有积滞,虚实夹杂,宜消补兼施,兼清郁热,上方加青皮、熟大黄等;肚大腹胀,青筋暴露者,加三棱、莪术、大腹皮等。疳证后期,脾气大伤,气血津液不足日甚,宜补脾益气,寓消于补,常用参苓白术散加槟榔、焦三仙、焦山楂、炒莱菔子等消导之品。

对于疳证的治疗,任老往往内外合治。所谓外治主要是针刺四缝穴及小儿捏脊。四缝穴是经外奇穴,是三阴经所过之处,针刺之能促进胃的受纳,通畅百脉,调理脾胃。临床体会认为针刺四缝可促使气血旺盛(使大脑皮质功能增强,调整中枢神经系统紊乱现象),从而增强小儿的消化吸收功能。(疳证较重者,针刺后流出物为黏液,经过一段时间治疗,流出物由黏液转为黏液夹血或仅仅为血液者,提示疳积已消。)一般小儿捏脊每日一次,刺四缝每周一次,连续 3 周,以刺出黏液为有效。

对于疳证后期患儿除积极治疗外,尚需配合营养疗法:增加适合小儿生长所需易于消化之品,喂养务必定时定量,促进生长,增强机体的抗病能力。

4. 验案

病案 1

周××,男,4 岁。1986 年 1 月 22 日初诊。纳呆 1 月余,面色萎黄,形体消瘦,腹胀如鼓,时作腹痛,大便干燥,脉沉,舌红,苔白。

【诊断】疳证

【辨证】脾虚积滞

【治则】运脾消积,行气导滞

【处方】炒莱菔子 6g,枳壳 6g,香橼 6g,青皮 6g,槟榔 6g,焦神曲 10g,焦麦芽 10g,香附 6g,甘草 1.5g。禁食凉。3 剂。

1 月 26 日二诊,腹胀较前明显好转,食欲较前稍增加。原方更服 4 剂,配合刺四缝治疗 1 次,挤出少量黏液。2 月 2 日复诊,患儿食欲渐增,睡眠较前好转,未诉腹痛。

> **按语** 本证患儿伤于食,积滞内生,且有郁而化热趋势,急则治其标,故运用青皮、槟榔等行气导滞,配合刺四缝法先去其疳积;同时运脾开胃,使用香橼、香附等气味芳香之品,既可行气除胀,又可芳香醒脾开胃,全方达到运脾消积的治疗目的。

病案 2

张××,女,5 岁。1985 年 12 月 31 日初诊。不思饮食半月余。现纳呆,面色萎黄,胃脘时有胀痛,进食后明显,手足心热,大便干燥臭秽,小便黄,苔白稍黄,脉沉滑。

【诊断】疳证(初期)

【辨证】脾虚积滞

【治则】运脾消积

【处方】炒莱菔子 10g,焦三仙各 15g,熟大黄 6g,槟榔 10g,枳壳 6g,厚朴 6g,紫苏 6g,香附 6g,甘草 1.5。3 剂。

1986 年 1 月 3 日二诊,服药后纳食增,胃脘无不适,大便仍干,舌红苔厚,原方加黑丑 6g,去紫苏后继服 5 剂。

> **按语** 本证为疳证初起,正气未损,而积滞已成,急用熟大黄、槟榔、莱菔子等速去积滞。

病案 3

李××,男,2 岁半。1976 年 3 月 15 日初诊。纳呆 1 年余。现不思饮食,口气臭秽,夜寐不安,盗汗,形体消瘦,面色萎黄,大便干燥秘结。舌红,苔薄腻,指纹紫滞。

【诊断】疳证

【辨证】脾虚湿热

【治则】运脾化湿清热

【处方】藿香 6g,半夏 6g,茯苓 6g,生薏米 10g,南山楂 10g,陈皮 10g,焦神曲 10g,炒麦芽 10g,甘草 1.5g。5 剂。忌冷食。

二诊,食欲渐增,大便仍干。原方继服 3 剂巩固疗效。

> **按语** 本证小儿脾虚不运,食积内生,郁久化热。虚证当补,但脾胃以升降有序为顺,以运化有度为补,故治宜运脾消导,使内生湿热、积滞消而泻之。

病案 4

蔡××,男,1 岁。1975 年 5 月 24 日初诊。消瘦、不思饮食 1 月余。现不思饮食,食则干呕,肚腹胀满,精神不振,烦躁易怒,夜寐不安,大便溏薄、臭秽难闻,舌苔腻,指纹淡紫。

【诊断】疳证

【辨证】脾疳

【治则】运脾消导

【处方】茯苓 6g,白术 6g,曲半夏 3g,陈皮 6g,木香 3g,南山楂 6g,鸡内金 6g,莱菔子 10g,槟榔 6g。4 剂。

二诊,腹胀消,纳食增加,精神好转,夜寐仍差。原方继服 3 剂,诸症皆无。

> **按语** 本证为脾疳,脾虚失于运化,积滞内生,脾胃升清降浊失常,故而出现食则干呕,肚腹胀满,大便臭秽等上下不通之症。治宜消补兼施,予以木香、槟榔导积滞下行,通因通用。

八、泄泻

1. 概述

泄泻是以小儿大便次数增多、大便性状稀薄或如水样为主要临床特征的一种小儿常见脾胃系病症。一般以大便溏薄而势缓者为泄,大便清稀如水而直卜者为泻。本病各个年龄段小儿均可发生,发病季节以夏秋季为主。轻者预后良好;部分患儿迁延不愈,导致疳证、慢惊风等。

2. 辨证

本病病因包括饮食不节、外感时邪、脾胃虚弱三个方面。

因小儿脏腑娇嫩,胃肠薄弱,容易受饮食所伤,若过食生冷,进食驳杂不易消化食物,可引起湿邪内生,影响脾胃升清降浊的功能,形成泄泻;小儿卫外不固,若汗出当风,或坐卧湿地,或长夏感受暑湿之邪,可引起湿邪内侵,内迫胃肠,形成本病。

泄泻的辨证首先辨常证、变证。常证为湿热泻、伤食泻、虚寒泻。

"湿盛则濡泻"。小儿感受暑湿之邪化热,湿热下迫大肠,泻下急迫,泻下多黄水,气味臭秽而热,或泻下溏黏不爽,肛门灼热感明显,口渴微烦,尿少色赤,舌红苔腻,脉象滑数或指纹色紫。小儿长夏暑热时节,进食冷饮,内生寒湿,寒湿蕴结胃肠,导致胃肠功能紊乱,引起吐泻不止,证属寒湿泄泻,临床表现为呕吐清水,肠转腹痛,痛则作泻,泻下急迫,泻下物清稀如水,伴恶寒、发热等表证,舌淡,苔薄白,脉浮。

小儿饮食不节,乳食内停,脾胃气机壅滞,运化功能减低,而发伤食泻。泻下物臭秽如败卵,痛则欲泻,泻后痛止,厌食,食则呕,嗳气酸腐,五心烦热,小便赤涩,舌苔厚腻,指纹紫或脉滑。

小儿先天禀赋不足,或泄泻经久不愈,或久病及脾,脾阳受损,易成虚寒泻。症见食后作泻,泻下不消化食物,腹胀肠鸣,面色苍白不荣,形体消瘦,舌苔白腻或水滑,脉沉细或指纹淡。严重者累及肾,形成五更泻,症见五更作泻,下利清谷,面白肢冷。

若小儿泄泻过度或误治,出现口渴引饮,少尿甚或无尿,囟门凹陷,眼窝塌陷,皮肤干燥,烦躁或精神萎靡,甚至四肢抽搐等变证。

3. 施治

本病治疗根据虚实寒热辨证不同,分别采用寒则温之,虚则补之,湿则利之,热则清之,积则消之,滑则固涩的治疗原则。

湿热泻应以清热利湿为主法,常用葛根芩连汤加减,常用药物包括葛根、黄芩、黄连、茯苓、泽泻、白术、槟榔、陈皮、连翘等。用药不易温燥,切忌收敛固涩,以免伤津敛邪,引起变证。葛根鼓舞胃气,养胃生津。若寒湿泻,常用藿香正气散加减,常用药物包括厚朴、紫苏、藿香、陈皮、大腹皮、半夏、青皮、香橼、生姜、滑石等。若兼表证者,加荆芥。兼呕吐者,加竹茹芳香辟秽,清热止呕。兼腹胀作痛者,加木香、枳壳下气宽中,除胀止痛。若指纹青,欲作抽搐者,加钩藤平肝镇惊。

伤食泻治宜清热导滞,运脾和胃,以保和丸加减,常用药物包括陈皮、莱菔子、神曲、厚朴、茯苓、枳壳、鸡内金、麦芽、谷芽、山楂、连翘等。腹胀者加厚朴、槟榔、青皮、香橼等。

虚寒泻治宜补脾温胃,以参苓白术散加减,常用药物包括党参、茯苓、白术、陈皮、白芍、莲子、山药、煨姜、大枣等。若兼食滞者,加焦麦芽、神曲消导;腹胀明显者加木香、砂仁宽中止泻。若脾病及肾,脾肾阳虚,则需收敛固涩,脾肾并治,加五味子、乌药、益智仁等。

4. 验案

病案 1

包××,男,8岁。1986年1月7日初诊。吐泻3日余,每日呕吐2～3次,多于进食后呕吐,泻下物稀如水样,夹有泡沫,每日4～5次,伴腹痛,不发热,舌红,苔白,脉浮。

【诊断】泄泻

【辨证】脾胃不和

【治则】运脾和胃

【处方】藿香6g,紫苏6g,半夏6g,陈皮6g,神曲10g,麦芽10g,鸡内金3g,香橼6g,青皮6g,甘草1.5g。3剂。禁食寒凉。

1月10日二诊,呕吐止,仍腹泻,每日1～2次,稀软便,无腹痛。原方去青皮,继服3剂。

按语 寒邪直中,脾胃失和。本方具有健脾利湿,兼有疏风散寒作用。方中以藿香芳香化浊,理气和中;紫苏散寒解表;半夏、陈皮和中健脾、化湿理气。

病案 2

刘××,女,13 岁。1986 年 10 月 29 日初诊。五更泻半年余。现腹泻,每日 2～3 次,晨起腹泻完谷,每日精神萎顿,面黄形衰,腹胀如鼓,四肢纤瘦,手足不温,舌质淡,苔白,脉细弱。

【诊断】泄泻

【辨证】脾阳虚

【治则】补脾益气,温中渗湿

【处方】党参 10g,茯苓 10g,苍术 6g,五味子 6g,陈皮 10g,白芍 6g,神曲 6g,麦芽 6g,甘草 3g,煨姜 3 片,大枣 3 枚。5 剂。

> **按语**　本例小儿泄泻属病久脾阳受损,治宜健脾扶土止泻,主要采用健脾理气化湿药。方中党参、茯苓补气健脾利湿;本方用苍术替白术,旨在增强其燥湿止泻之功。煨姜温中燥湿止泻。五味子、白芍收敛止泻。

病案 3

高××,男,5 月。1986 年 2 月 26 日初诊。腹泻 1 月余,泻下物稀薄如水样,7～8 次/日,无呕吐及发热,服婴儿瘫疫苗后腹泻增至 10 余次/日,腹胀,苔白,指纹红。便常规:阴性。

【诊断】泄泻

【辨证】脾虚泻

【治则】健脾渗湿止泻

【处方】党参 6g,茯苓 6g,白术 3g,陈皮 3g,白芍 3g,厚朴 3g,甘草 3g,生姜 1 片,大枣 1 枚。5 剂。

3 月 3 日二诊,仍腹泻,日 4~5 次,泻下如水,苔白,指纹红。便常规:黏液便,红细胞偶见,脓细胞 0～2 个。继用原方。

> **按语**　脾虚泻,主要是气虚不足,脾阳不升,影响运化而成泄泻。以党参、白术、茯苓、炙甘草健脾养胃益气。

病案 4

张××,女,7 个月。1985 年 12 月 24 日初诊。腹泻 3 月余,日 4～5

次,质稀,色绿或黑,时夹黏液,无呕吐恶心,苔白,指纹红。便常规:白细胞2～3个,余阴性。

【诊断】泄泻

【辨证】脾虚泻

【治则】益气健脾和胃

【处方】党参6g,白术3g,茯苓6g,陈皮3g,白芍3g,莲子3g,山药3g,甘草3g,生姜2片,大枣1枚。5剂。嘱尽量吃母乳及小米汁汤。

12月31日二诊。服药5剂后大便成形,日1次。纳食增,时呃,腹胀,指纹淡紫,苔白。原方继服3剂。

　　按语　方中党参、白术益气健脾,且白术燥湿止泻;茯苓、山药健脾渗湿止泻;配合莲子补脾收涩止泻,白芍敛阴收涩止泻。是任老治疗脾虚久泻的主方。

病案5

张××,男,9个月。1983年7月15日初诊。初因一日内进食冰西瓜后出现呕吐,呕吐缓解后开始腹泻,至今腹泻1月余。每日3～6次,状如蛋花样,夹有奶瓣及不消化食物,其味腥臭,肠鸣后作泻,夜卧不安,舌苔白稍腻。查体:肠鸣音亢进。便常规:可见脂肪滴。

【诊断】泄泻

【辨证】伤食泻

【治则】健脾消食

【处方】焦山楂6g,鸡内金3g,大腹皮3g,炒麦芽6,白术3g,枳壳3g,党参6g,茯苓6g,炙甘草1.5g。3剂。

7月19日二诊。大便日2～3次,第一便为条便,后解糊状便,纳食增。原方继服3剂。

按语 小儿脏腑娇嫩,饮食不节致脾胃受伤,属伤食泻。治宜消导脾胃,用药宜轻灵,忌重浊滞脾。以枳壳、大腹皮行气导滞,配合性温味甘气味芳香之白术醒脾开胃,辅以焦山楂、炒麦芽、鸡内金等健脾消食。本方虚实兼顾,活泼轻灵,既消食止泻,且顺应脾胃升清降浊之性。

九、腹痛

1. 概述

腹痛是以胃脘以下、脐周及耻骨以上部位疼痛为主要临床特征的儿科常见症状,既可以单独出现,又可以在多种内科、外科疾病中出现。本节所介绍的腹痛为儿童内科原因引起的腹痛,多属于儿童功能性腹痛、小儿胃炎的范畴。本病在小儿临床的发生不分季节与年龄,且常常反复发作,常常影响患儿的正常生活与学习。

2. 辨证

《幼幼集成》指出:"夫腹痛之症,因邪正交攻与脏气相搏击而作也。"其发生常因乳食积滞、生冷不节、脾胃虚寒、蛔虫扰动及感受外寒引起胃肠气机失和而致腹痛。任老认为小儿腹痛最常见的证型为寒凝腹痛、食积腹痛及脾胃虚寒腹痛,基本病机为气机阻滞不通,不通则痛。

（1）寒凝腹痛:冬季寒凉,寒风侵袭腹部;或夜寝露腹而眠,寒邪直侵腹部;或饮食大寒大凉之品,由口直入肚腹。寒为阴邪,主凝滞收引;六腑以通为顺,腹部中寒,寒邪搏结肠间,凝滞气机,不通则痛。症见腹部阵痛,得温则舒,遇冷则剧,面色苍白,腹部拒按,多有受凉或服食冷饮史,或有呕吐、腹泻,或大便可正常,舌苔白,脉涩。《诸病源候论》所言:"小儿心腹痛者,肠胃宿食夹冷,又暴为寒气所加,前后冷气熏沓动,与脏气相搏,随气上下,冲击心腹之间,故令心腹痛也。"

（2）食积腹痛:小儿饮食不节制,"饮食自倍,肠胃乃伤",脾胃运化不及,食滞胃肠,阻塞气机,气机不畅,不通则痛。症见腹部疼痛且胀,按之痛甚,口气酸臭,不思饮食,大便秽臭,泻后痛减,或大便秘结,或有呕吐,舌苔厚腻,脉滑,多有暴饮暴食史。

（3）脾胃虚寒:《诸病源候论》曰:"久腹痛者,脏腑虚而有寒,连滞不歇,发作有时,发则肠鸣而腹绞痛,谓之寒中。"脾胃虚寒日久,脾阳虚损,中阳不振,气机凝滞,阳气郁结不伸作痛。症见腹痛绵绵,时作时止,痛处喜温喜按,常反复发作,持续数日,面色㿠白,神疲倦怠,纳少,便溏,形寒怕冷,舌淡红,苔白,脉迟缓。

3. 施治

任老治疗腹痛注重气机调畅,六腑以通为顺,无论何种腹痛均以行气止痛为基本治法,治疗上实则泻之,虚则补之,寒则温之,滞则消之。

寒凝腹痛证治宜温中散寒,理气止痛,常用药物为藿香、厚朴、砂仁、大腹皮、香附、炒莱菔子、香橼、四花皮等,呕吐者加竹茹或生姜。脾胃虚寒证治宜温中补虚、缓急止痛,方以小建中汤加减,寒得温则化,气得热则散,阳气敷布,气机疏通,则腹痛自止。常用药物桂枝、吴茱萸、白豆蔻、大腹皮、木香、香附、白芍、白术、炙甘草。食积腹痛证治宜消食导滞,行气止痛,常用保和丸加减,常用药物为山楂、莱菔子、神曲、陈皮、曲半夏、槟榔、枳壳、熟大黄等。积滞消,腑气得通则腹痛自止。

任老治疗各种腹痛都注重行气药的应用。他认为无论寒、积、虚、实,均因导致气机阻滞,不通而痛,所以无论对哪一型腹痛,均可加入行气之品,如陈皮、木香、香橼、枳壳、香附等,疗效显著。也可以香附末和盐炒热,热熨腹部,取其行气定痛之效果。

4. 验案

病案 1

姚××,女,10岁。1985年12月31日初诊。腹痛4、5日,呈阵发性发作,每次持续3～20分钟,每日发作7～8次,部位多在脐旁偏左,痛后如常人,伴恶心,呕吐,大便正常,苔白中剥,脉沉涩。

【诊断】腹痛

【辨证】寒凝腹痛

【治则】温中散寒,行气止痛

【处方】藿香 10g，紫苏 6g，砂仁 6g，香附 10g，香橼 6g，槟榔 6g，木香 6g，乌药 6g，枳壳 6g，甘草 3g，煨姜 3g。4 剂。嘱禁食凉。

1986 年 1 月 5 日二诊，服药后腹痛次数减少，一周 2～3 次，不呕吐，纳呆，舌红，苔白，脉沉迟。原方改为：藿香 10g，厚朴 6g，砂仁 6g，大腹皮 6g，香附 10g，炒莱菔子 6g，神曲 10g，香橼 10g，四花皮 6g，甘草 3g。3 剂后复诊诉腹痛基本痊愈。2 月后因食用硬物后胃脘痛，隐隐作痛，绵绵不休，大便调，不发热，舌淡，苔厚，脉沉。处方予以紫苏 6g，藿香 6，木香 6g，槟榔 6g，陈皮 10g，砂仁 6g，厚朴 6g，枳壳 6g，大腹皮 6g，乌药 10g，甘草 3g。5 剂后腹痛近愈。3 月 20 日因剧烈活动诱发腹痛 2 次，疼痛时间短，脉沉紧，舌尖红，苔中剥。上方 4 剂后好转。

> **按语** 任老认为小儿腹痛最常见原因为寒，《小儿药证直诀》云："小儿心腹痛者，由脏腑虚而寒冷之气所干。邪气与脏气相搏，上下冲击，上则为心痛，下则为腹痛，上下俱作，心腹皆痛。"治疗重点在温中行气，故用辛温之品如乌药、煨姜、木香、香附，佐以藿香、紫苏辛散微温以和中理气散寒。

病案 2

郭××，女，7 岁。1975 年 2 月 12 日初诊。患儿脐周痛 2 天，呕吐胃内容物 2 次，呕吐物气味酸臭，不欲饮食，食后胃脘部胀满而痛，口气臭秽，大便已 3 日未行，舌红，苔白厚且腻，脉滑。发病前 2 日曾过食肉类。

【诊断】腹痛

【辨证】食积腹痛

【治则】消食导滞，理气止痛

【处方】南山楂 10g，陈皮 10g，枳壳 10g，炒莱菔子 10g，焦麦芽 10g，焦神曲 10g，槟榔 6g，曲半夏 10g，熟大黄 6g，生甘草 3g。3 剂。

2 月 16 日二诊，诉服药 1 剂后，大便通下，腹痛消失，未再呕吐，仍食欲不振，原方去熟大黄，加茯苓 10g。更服 3 剂，复诊，患儿饮食、大便均如常，积滞已消。

按语　食停中焦,胃气不降,浊气上壅胃肠,故而呕吐酸腐,口气臭秽。食滞中焦,腑气不通,故而大便秘结,腹痛。山楂、神曲、炒莱菔子、麦芽可消各种食物积滞;佐以陈皮、半夏、枳壳、槟榔,行气化滞,和胃止呕。经予消食导滞,食积得消,气机通畅则腹痛自止。

十、遗尿

1. 概述

遗尿,又名遗溺,是指3岁以上小儿在睡中小便恣意,醒后方觉的一种病症。绝大多数小儿随年龄增长和起居调理得当,可不药而愈。但如果长期不愈,可使儿童精神抑郁,影响身心健康。

2. 辨证

中医认为"虚则遗溺"。小儿先天体禀不足,素体虚弱,特别是肾气不足,下元虚冷,使膀胱功能失职,闭藏不固而致遗尿。《素问·宣明五气篇》云:"膀胱不利为癃,膀胱不约为遗溺。"临床症见睡中遗尿,尿量多而次频,睡眠酣甜,不易唤醒,虽唤醒但意识朦胧,旋即入睡,面白神怯,形寒畏冷,四肢不温,平时小便清长,舌淡苔白,脉沉细。

一部分患儿由于久病之后,损及肺脾,肺脾气虚,运化无力,节制无权,水液趋下,膀胱失约,关门不固而致遗尿。症见小便淋漓不尽,量不多而次频,纳呆便溏,气短懒言,舌淡苔白,脉细弱。此证型病情较轻,长期不愈可发展为下元虚寒证。

另外,亦有小儿神气怯弱,猝受惊恐,致心肾不交,心气不足,虚热内扰,心火不能下达于肾,肾失于闭藏而致遗尿。症见睡中多梦易惊,梦中遗尿,心烦易躁,舌质红,脉细数。

3. 施治

任老认为小儿遗尿的常见证型为下元虚寒证,治宜温补肾阳,固摄止遗,常用加减缩泉丸,常用药物包括乌药、益智仁、桑螵蛸、黄芪、山药等。若寒象明显者,可加巴戟天、肉苁蓉等。

肺脾气虚证治宜健脾益气,升阳固涩,常用补中益气汤加减,常用药物包括黄芪、升麻、白术、茯苓、大枣、益智仁、桑螵蛸等。若脾虚生痰,痰蒙心窍,见睡中呼之不醒,或醒而朦胧不清者,可加石菖蒲、远志开窍化痰。

心肾不交证治宜养心补肾,常用桑螵蛸散加减,常用药物包括桑螵蛸、远志、石菖蒲、茯苓神、当归、灯心草、生地黄等。

对于小儿遗尿的治疗,任老善用外治法。主要是针刺百会、关元、中极、三阴交,每日一次,施以中等刺激手法,使针感传至会阴部,然后迅速出针。此外穴位灸气海、关元、神门、百会,每日一次,临床亦有疗效。对于虚寒证,任老常用小茴香 30g 单包外敷脐部,每晚睡前使用,有温肾散寒,补命门不足功效。

4. 验案

病案 1

倪××,女,14 岁。1977 年 11 月 14 日初诊。患儿自 3 岁以后出现尿床现象,逐渐增多,不论寒暑,每夜均有尿床。历经十数年症状有增无减,遇劳累更加严重。曾用中药、西药、针灸等治疗效果不显著。曾用西药甲氯芬酯也未获愈。近年来家属进行饮食控制,每晚禁止其饮水,长期观察也未见效。现月信已潮,苦于遗尿,束手无策。听闻任老之名,故来津求诊。现小儿面色㿠白,乏力懒言,舌淡,脉沉弱无力。

【诊断】遗尿

【辨证】气虚不固

【治则】益气固涩

【处方】黄芪 10g,白术 6g,桑螵蛸 15g,山药 10g,升麻 6g,益智仁 6g,乌药 6g,陈皮 6g,甘草 3g。3 剂。

11 月 18 日二诊,症状好转,虽尿床而尿床即可惊醒再行控制。原方更服 3 剂,有尿意即醒,自己控制排出。继服 12 剂巩固疗效,随访半年无复发。

按语　此病例发病多年,属于肺肾两虚,需温肾祛寒涩止小便,防其自遗。用补中益气,黄芪、白术、升麻、陈皮,取其益气补脾、培土生金之意。肺肾为母子之脏,肺气足则益于肾与膀胱,则生化有权,约束尿液,疾病自愈。

病案 2

边××,女,3岁。1986年5月7日初诊。夜间遗尿,伴尿频,苔白,脉沉。多次进行尿常规检查,结果均阴性。

【诊断】遗尿

【辨证】下元虚寒

【治则】温补脾肾,固涩止遗

【处方】山药10g,乌药10g,益智仁6g,桑螵蛸6g,黄芪6g,神曲10g,麦芽10g,甘草3g。7剂。

5月14日二诊,尿频服药后见好转,尿量增多,睡眠可,苔白,脉沉。处方:原方加川芎3g,升麻3g。更服7剂。

5月21日三诊,服药后遗尿好转,继服方二10剂,以巩固疗效。

按语　桑螵蛸、益智仁是治疗小儿遗尿的常用药物,具有温肾固脬,收敛止遗的功效。且二味药物性偏温但不辛热,可用于各种证型遗尿、尿频。

病案 3

王××,女,5岁。1986年6月24日初诊。频繁尿床,每夜1～2次,伴有尿频,昼尿20余次每日,精神、食欲一般,大便正常,苔白,脉沉。

【诊断】遗尿

【辨证】下元虚寒

【治则】温补脾肾,固涩止遗

【处方】山药10g,乌药10g,益智仁6g,桑螵蛸6g,黄芪6g,甘草3g。7剂。

7月2日二诊,尿频减轻,现昼尿13次左右,夜间仍尿床。苔白,脉沉。

继用原方加神曲 10g、麦芽 6g。继服 7 剂。

> **按语** 本例属遗尿轻证,肾虚症象不显,故予缩泉丸温补肾阳。

十一、尿频

1. 概述

小儿尿频又称为频尿症,属于祖国医学淋证范畴,相当于西医泌尿系感染和神经性尿频。前者以尿频、尿急、尿痛、发热等为主要表现,尿常规可见白细胞增多;后者主要表现为小儿白昼小便频数,尿量不多,滴沥不尽,睡后尿频消失,排尿无痛感,一般情况尚好的一种疾病,经尿常规、腹部 B 超以及 X 线检查无明显异常。

2. 辨证

尿频的辨证首当辨病因。导致小儿尿频的原因包括虚实两方面。实者,多由于外感湿热,或坐地潮湿感受湿热邪毒,或因内有积热内蕴,湿热内生,最终湿热之邪下注膀胱引起尿频、尿急、尿淋漓作痛。正如《诸病源候论·小便数候》所云:"小便数者,膀胱与肾具有客热之故也。"此证型多相当于西医泌尿系感染,症见小便混浊、淋漓不尽,或小便短赤灼热疼痛。湿重者,面色苍黄、精神困倦、四肢沉重懒动、舌苔厚腻;热重者,面赤唇红、烦躁口渴、舌红苔黄、脉数。兼表证者,可伴有恶寒发热、头痛、咽喉肿痛、咳嗽等。

排尿是由肾的气化功能主司,阳气主开,阴气主合。虚证,多由于先天不足,或后天失调,导致肺脾肾虚弱,气化不利,膀胱失约,致尿频数而短少不利,此证型相当于现代医学的神经性尿频。任老认为其常见证型包括脾肺气虚、脾肾两虚。脾虚为肾虚之始,肾虚为脾虚之渐,脾虚日久必致肾虚。疾病初期,脾肾两虚证候不显,仅有尿频尿数,多属于脾运失调,气化不利,水道失司。脾肺气虚者,因小儿素体脾胃虚弱,或后天损伤脾胃,生化乏源,中气不足,肺脾气虚,气化不行,摄纳失度,膀胱不约而致小便频数无度。症见小便频数,面色无华,少动懒言,白天加剧,入睡无尿,尿少色清,纳食不振,或大便不调,舌质淡,脉弱无力。治宜补中益气,培补脾土,升提益气,固摄膀胱。脾肾两虚者,多因先天禀赋不足,或病久脾肾两虚,或由肺脾不足型日久不愈发展而来。小儿脾肾虚损,下元虚冷,肾不摄水,膀胱失约,则小便频数。症见尿频数,昼夜均多,甚至夜间遗尿,小便清长,纳呆,四肢不温,面色不华。

3. 施治

临床施治中,湿热证治宜清热利湿、通利膀胱,常用八正散加减,常用药物包括车前子、木通、萹蓄、瞿麦、滑石、甘草、金银花、连翘等。肺脾气虚证,治宜补中益气,升提固摄,常用补中益气汤加减,常用药物包括黄芪、山药、桑螵蛸、茯苓、神曲、麦芽、陈皮、白术、升麻等;脾肾两虚者,治宜培补脾肾,补摄升提,方选补中益气汤和缩泉丸加减,常用药物包括益智仁、桑螵蛸、黄芪、升麻、山药、川芎、枸杞、巴戟天、乌贼骨等。虚寒象明显者,除益气固摄,尚需温肾健脾,加乌药、小茴香等。桑螵蛸,以补肾助阳涩尿为主要作用,加上黄芪的补气升阳的功能,是治疗小儿尿频的要药,尤其是适用于下焦虚寒,气化不宣引起的尿频。

任老提出对于虚证尿频的治疗,后期应当巩固治疗一段时间,防止复发。

4. 验案

病案 1

田××,女,5 岁。1986 年 2 月 26 日初诊。尿频 3 月余,尤以午睡及晚睡前明显,排尿次数达 10 余次 / 日。不伴发热、尿急、尿痛等症状,夜间无遗尿。夜寐不安,手足心热,大便干燥,舌红,苔白,脉沉。尿常规阴性。

【诊断】尿频

【辨证】补益心肾,摄纳固涩

【治则】加味缩泉丸合桑螵蛸散加减

【处方】益智仁 10g,乌药 10g,山药 10g,桑螵蛸 10g,乌贼骨 6g,黑豆 10g,川芎 6g,陈皮 6g,巴戟天 10g,僵蚕 6g,当归 10g,甘草 3g。5 剂。另:小茴香 30g,单包,外用敷脐,每日一次。

3月2日二诊,服药后好转,尿次减少,睡时露睛,大便丁,苔白,脉沉。更方为:山药10g,乌药10g,益智仁6g,桑螵蛸6g,狗脊6g,枸杞6g,茯苓6g,杜仲6g,甘草3g。

> **按语**　本患儿尿频日久,出现心肾不足、心肾不交之证,故需滋养心肾,需加减缩泉丸联合桑螵蛸散加减。黑豆具有补益肾阴,健脾利湿,解毒除热功效,适用于虚烦发热者。

病案2

钱××,男,5岁。1986年3月12日初诊。尿频一月余,白天甚,不伴遗尿,苔白,脉沉。尿常规阴性。

【诊断】尿频

【辨证】脾肺气虚

【治则】健脾益气,升提固摄

【处方】山药10g,乌药10g,益智仁6g,黄芪6g,桑螵蛸6g,枸杞6g,甘草3g。6剂。

3月19日二诊,服药2剂后明显好转,舌红苔少,脉沉。更方为:山药10g,乌药6g,益智仁6g,桑螵蛸10g,枸杞6g,狗脊6g,甘草3g,大枣3个。5剂。

3月25日服药后症状好转,日10余次。苔白有津液,脉沉。继用原方巩固。

> **按语**　患儿疾病初起,虚象不显,多属于脾运失职,宗气产生不足,致中气不足,气化不利,故需健脾益气、升提为主法。若临床效果不佳者,可在本方中加升麻3g、川芎3g。

十二、水肿

1. 概述

水肿,是水液运行不畅而成浮肿的一类疾病,相当于现代医学之急慢性肾小球肾炎、肾病综合征等。"使水液停留于肌腠之间,内不入脏腑,外不越皮肤,而为水肿"。中医一般将水肿分为阳水、阴水来论治。

2. 辨证

本病成因不外外感、内伤,发病机制与肺、脾、肾三脏功能失调有关。

任老通过临床观察,认为本病论治首先当辨病期。本病按疾病发展过程分为初期、中期、后期,其中初期又大致分为三种类型:感受风邪、湿热内停、毒热湿盛。

(1)初期

感受风邪:风邪犯肺,肺失通调,风水相搏,水气流溢肌表而浮肿,其浮肿多为颜面浮肿。根据感邪不同,分为风寒型、风热型。风寒型为感受风寒而致,症见发热、恶寒无汗、咽喉痒痛、咳嗽、舌苔薄白、脉浮紧或指纹浮红。风热型为感受风热之邪而成,症见身热自汗、咳嗽、咽喉肿痛、脉浮数或指纹浮紫。

湿热内停:湿热蕴于中焦肝胆胃,湿为黏滞之邪,阻碍气机,与热邪相合,则热因湿阻而难解,湿受热蒸使阳气更伤。临床症见热势缠绵,午后热高身重疲乏,神志昏沉,脘腹痞满,不思饮食,大便黏腻不爽,小便不利,四肢浮肿,按之没指,腰以下至脚沉重,两腿胀满。

毒热湿盛:小儿素患疱疮,或患猩红热病后,毒邪内侵,随气血灌注全身,阻碍气机,气滞则血液流通不畅,症见浮肿、小便短少、大便干燥、舌红、苔黄腻、脉数或指纹紫滞。

(2)中期

中期属于小儿急性肾小球肾炎急性进展期或慢性肾小球肾炎急性发作时。湿邪久留,郁而化热,湿热之邪留于三焦,气化不行,水道不通而成;同时湿热壅盛,热伤血络,患儿表现为全身水肿,皮肤光亮,烦热,小便短赤,多有血尿,大便干,舌质红,苔黄或腻,脉滑数。

(3)后期

阴水患儿经久不愈,迁延日久,成为慢性发作,临床常常使用激素,导致疾病后期,阳损及阴,出现肝肾阴虚证,症见面色苍白或灰暗,头目眩晕,形瘦骨蒸,手足心热,咽喉干痛,自汗盗汗,舌红少苔,脉细数。

辨治中应注意小儿舌脉变化,久病脉浮者病重;舌淡、苔无者危。

3. 施治

古人对本病的治疗提出了"开鬼门""洁净腑""温脾阳""固肾阴"的基本治疗法则,简而言之就是发汗、利尿、健脾、益肾。

任老提出分期论治小儿水肿。

初期当疏风祛邪,宣肺利水。属风寒证者,治宜辛温解表,予以越婢加术汤加减。属风热证者,治宜辛凉解表,予以银翘散加减。汗出较多者,方中减豆豉、荆芥,加入灯心草并重用竹叶。初期湿热内停证,治宜健脾温阳利水,予以五苓散加减。初期证属毒热湿盛者,治宜清热解毒,利水通便,予以银翘解毒汤加减,药物组成包括:金银花、连翘、板蓝根、大青叶、赤芍、薄荷、黄芩、黄柏、灯心草、木通、熟大黄、甘草。

中期治宜清热利水,凉血解毒,予以加味茅根汤或肾炎方加减。加味茅根汤由茅根汤(出自《圣济总录》)化裁而来,药物组成包括:白茅根、生地黄、大蓟、小蓟、黄芩、金银花、连翘、木通、车前草、甘草。若热象不重者,可用任老肾炎方化裁。肾炎方药物组成包括:白茅根30g,大蓟10g,小蓟10g,车前子10g(包),瞿麦6g,萹蓄6g,黄芩6g,滑石6g,茯苓6g,地龙4.5g,木通3g,甘草3g。若大便干燥,加大黄、黄柏;热重者,加黑丑、栀子。肾炎方具有益肾利水,凉血止血的功效,是任老治疗小儿急性肾小球肾炎的专方。

后期治宜补肾利水,调补体质,予以六味地黄丸加减。若病程短,肾功能正常者,重用生地黄、牡丹皮、泽泻,加车前草、通草;若病久体弱明显,肾功能减退者,重用熟地黄、山萸肉,适当加用菟丝子、狗脊。若水肿明显、尿量少者,重用茯苓、泽泻,加黑丑、猪苓利尿;血尿者,重用生地黄,加旱莲草、黄柏。

小儿体质薄弱,易虚易实,易寒易热,在治疗上应当随机应变,不可拘泥。如小儿阳明无大热、口不渴,就减去石膏;如身热略恶寒微有汗者,则减麻黄,加荆芥、防风之类解表;如既有表邪,又有小便不利,胃不思纳食者,可用五苓散加用平胃散,即胃苓汤,药物组成包括:桂枝、白术、猪苓、泽泻、茯苓、苍术、厚朴、陈皮、甘草。若小儿身体、四肢均重,小便短赤,解下困难者,则以八正散化裁,药物组成包括:车前子、木通、瞿麦、萹蓄、滑石、黄芩、栀子、白茅根、血余炭、百草霜、甘草梢。

4. 验案

病案 1

刘××,女,8岁。1986年1月22日初诊。患急性肾炎半月余。初眼睑肿,下肢不肿。血压110/80mmHg。尿常规,红细胞++,白细胞2～4个,颗粒偶见。于天津某医院诊断为"急性肾炎"。经中药治疗后,水肿已消退,尿常规大致正常。近几日面部浮肿,午后为甚,乏力,不发热,大便干燥,小便频,舌淡,苔白,脉沉而数。

【诊断】水肿

【辨证】湿热壅盛

【治则】清热解毒利水

【处方】茅根15g,瞿麦6g,连翘6g,木通6g,黄芩10g,栀子6g,黄柏6g,金银花6g,枳壳6g,滑石10g,甘草3g。5剂。

1月28日二诊,水肿消退,现时有乏力,大便干燥,小便调,舌淡苔白,脉沉而数。原方加熟大黄6g,5剂。后复诊,水肿消退,仍有乏力,予以六味地黄丸善后。

按语 任老认为无论何种水肿,急性期或发作期均可加金银花及连翘。而恢复期或后期,正气大伤,多由于久病及肾,多见于肝脾肾三脏不足,故予以六味地黄丸加减以滋补肝肾,健脾补益进行调补。

病案 2

艾××,女,7岁。1985年12月26日初诊。曾于1985年11月20日因"急性肾小球肾炎"住院治疗。病史:上呼吸道感染后2周出现眼睑、面部浮肿伴尿少。查体:体温37℃,心率100次/分钟,呼吸20次/分钟,血压110/80mmHg。眼睑浮肿,双下肢不肿,咽充血,扁桃体Ⅱ°肿大,无分泌物,余处查体未见异常。尿常规:蛋白微量,白细胞2～4个,红细胞+,ASO:1:1600。西医予以青霉素、红霉素等抗感染治疗,予以利舍平降低血压,双嘧达莫、维生素 B、C、P,低盐饮食,病情好转出院。出院时水肿消失,扁桃体减小,血压 90/50mmHg,尿常规:尿蛋白阴性,红细胞阴性。就诊时,患儿因劳累后出现眼睑浮肿,无腰痛及下肢水肿,小便赤涩短少,舌红,苔薄黄,脉沉数。尿常规:阴性。血压正常。

【诊断】慢性肾小球肾炎

【辨证】湿热下注

【治则】清热利水

【处方】金银花 10g,连翘 10g,鲜芦根 10g,茅根 15g,瞿麦 10g,萹蓄 6g,滑石 10g,栀子 6g,黄柏 10g,甘草 3g。3 剂。

1986 年 1 月 1 日二诊,服药后,浮肿较前减轻,纳食差,小便调,量较前增多,舌红,苔稍黄,脉沉而数。原方更为茅根 10g,滑石 6g,木通 6g,瞿麦 10g,车前草 6g,金银花 6g,连翘 6g,神曲 6g,麦芽 6g,甘草 3g。3 剂。

1 月 5 日三诊,服药后浮肿消失,现纳呆,大便调,舌红,苔白,脉沉。予以陈皮 6g,枳壳 6g,竹茹 6g,神曲 10g,鸡内金 6g,藿香 6g,槟榔 10g,滑石 6g,甘草 3g。3 剂以善其后。

> **按语** 慢性肾炎病程迁延,反复发作,兼之反复使用利水剂,正气大伤,脾肾两虚,故在恢复期需要健脾补肾。本例患儿以脾胃功能失调表现为主。脾胃为后天之本,五脏六腑、四肢百骸赖以滋养,故云"水惟畏土,故其制在脾"。故予以运脾化气行水以善其后。

病案 3

白××,男,14 岁。1977 年 11 月 18 日初诊。患儿发热、咽痛 3~4 天,继而出现全身疹点,疹消后面部肿甚,颈部淋巴结肿大如鸡蛋,大便燥结。尿常规:蛋白 +,白细胞 5 ~ 6 个 /HP,红细胞 +,可见颗粒管型。

【诊断】急性肾小球肾炎

【辨证】湿热留恋三焦

【治则】益肾利水,凉血止血

【处方】鲜茅根 30g,大蓟 10g,小蓟 10g,瞿麦 6g,萹蓄 6g,黄芩 4.5g,木通 3g,滑石 6g,茯苓 6g,地龙 4.5g,甘草 3g,黑丑 6g,大黄 3g。4 剂。

11 月 24 日二诊,服药后水肿明显消退,尿常规示大致正常。原方继服 4 剂巩固疗效。

> **按语**　肾炎方是任老的经验方,适用于一切因湿热邪气引起的水肿。

十三、癫痫

1.概述

癫痫是一种发作性神志异常疾病。其主要特征是发作时突然昏倒,不知人事,口吐涎沫,两目上视,四肢抽搐,或口中如作六畜之声,移时苏醒,醒后如常人。

2.辨证

癫痫的发病主要是人体的"气血阴阳失调"。机体在生理条件下,气血阴阳保持着统一协调的关系,即所谓"阴平阳秘,精神乃治"。脏腑气血能正常运行,是阴阳相对平衡、统一协调的结果,一旦这一平衡被破坏,出现偏盛偏衰,导致气血逆乱,则谓之病理现象。癫痫发生正是这一平衡发生失调的结果。气血阴阳失调,脏腑功能失职,主要表现在肝、脾、肾功能的失调。气血阴阳的失调,多因惊、痰、火所引起。惊恐伤及肝肾,肝肾阴亏,不能敛阳而生热,则使肝风易动,又热则煎液为痰,或饮食不节,或损伤肝肾以致精微不布,痰浊内生,这则是其发病的基础。若遇情志郁结,或劳累过度,触动积痰,而导致阴阳气血失调,或肝风夹痰上扰,壅闭经络,阻塞心窍,以致突然昏倒,发为癫痫。

《证治准绳》在痫证篇中归纳为"三因",即是惊、郁、六淫之气,"《三因》以惊动脏气不平,郁而生涎,闭塞诸经,厥而乃成。……或感六气,或饮食不节,逆于脏气而成"。《丹溪心法》云:"痫证有五……无非痰涎壅滞,迷闷孔窍。"总之,很多医家都认识到了"痰"在癫痫发病中的重要作用。

任老认为痰阻、气逆、风动构成了癫痫的疾病病理,且癫痫发作期以实证为主,休止期以虚证后虚实夹杂为主;其发作期常见证型如下。

（1）惊痫：小儿突遇险恶，猝然受惊，惊则气乱，恐则神怯，突然尖叫惊啼，面色乍青乍白，双目直视，四肢抽搐，睡中惊惕不安，舌苔白，指纹青紫，脉虚弦。

（2）痰痫：小儿外感六淫，或饮食内伤，导致脏腑气乱，痰湿凝聚，郁而化火，痰热互结，闭阻心窍而发作突然昏仆，不省人事，口吐涎沫，喉中痰鸣，双目上视，四肢抽搐，舌苔白腻，脉弦滑或滑数。发作后困倦多睡，神志呆滞。此外，还有患儿无神昏、抽搐症状，仅发作头痛、头晕、腹痛憋气、呕吐等，反复发作，日久不愈，脑电图改变阳性，亦属于痰痫。

（3）风痫：小儿平素脾虚痰蕴，风邪外感，风痰搏结，上壅清窍，症见突然跌倒，不省人事，牙关紧闭，口吐白沫，双目上翻，四肢抽搐僵直，舌质红，苔薄白，脉弦数，指纹青紫。发作前常有头痛眩晕、耳鸣感、性情急躁等。

此外，尚有因产伤、颅脑外伤等引发癫痫者，症见发作时头晕眩仆，神志不清，单侧或四肢抽搐，抽搐部位及动态固定，肌肤枯燥晦暗，舌偏红或紫暗，有瘀点，指纹沉滞。

3. 施治

癫痫临床常常反复发作，临床常常虚实夹杂，论治时应分标本虚实。发作期以治标为主，重在豁痰顺气、熄风开窍；休止期以治本为主，应健脾化痰、柔肝缓急。

惊痫治宜镇惊熄风、安神定志，方选琥珀散加减，常用药物包括茯苓、琥珀、白芍、陈皮、钩藤、僵蚕、白术、菖蒲、远志等。痰涎治宜降气化痰、开窍熄风，方选菖蒲郁金汤加减，常用药物包括菖蒲、郁金、钩藤、僵蚕、枳壳、香橼、香附、橘红、半夏、胆南星、栀子。若发作顽固者，可加白矾、生铁落。风痫治宜熄风镇惊、化痰开窍，方选定痫丸加减，常用药物包括天麻、川贝母、半夏、陈皮、菖蒲、僵蚕、郁金、全蝎、钩藤等。

对于抽搐发作顽固者，任老常常以内服药配合针刺治疗。常用清法针刺长强、大椎。

4. 验案

病案 1

李××，女，11 岁。1986 年 7 月 9 日初诊。主因"腹痛、呕吐 6 年"，患儿于 1984 年因"四肢轻瘫 3 个月，周期性呕吐 2 个月"以"神经根炎恢复期、呕吐待查"于北京某医院住院治疗。入院后查体：发育、营养差，神志清，心肺、皮肤正常。四肢肌力 V 级，病理反射阴性。住院后为明确呕吐原因，查头部 CT、脑超声波、上消化道造影、电解质、心电图、肝肾功能、腰椎穿刺等正常。脑电图两次，均符合癫痫改变。"呕吐原因"考虑"腹型癫痫"。予以癫痫治疗：苯巴比妥、地西泮、扑米酮等。开始苯巴比妥剂量 15mg 后增至 20mg，tid，但仍有间断呕吐，开始 3 个月中平均 10～15 天发作 1 次，每次发作持续 3～5 天，每次均出现脱水、低钾，予以补充电解质液方能正常。有时临床给予地西泮注射（2～5mg），一般立即缓解。5 个月后患儿呕吐发作次数明显缓解，持续时间缩短，每次持续 1～2 天。发作前与情绪波动有关，先主诉头晕、腹部不适，继之出现呕吐，呕吐严重时出现咖啡样物质，给予地西泮注射后可减轻症状，但不能抑制发作。患儿共住院 217 天，神经根炎基本恢复，"腹型癫痫"仍周期性发作，家属要求出院。出院诊断：1. 腹型癫痫；2. 神经根炎恢复期；3. 低血钾；4. 上感。出院带药：苯巴比妥 30mg，bid，30 天；扑米酮 125mg，bid，14 天。维生素 B_6 10mg，tid，45 天。医嘱：呕吐发作时可给予肌注地西泮 5mg。

就诊时，患儿仍间断发作腹痛、呕吐，发作时每日肌内注射地西泮 10mg。苔白，脉沉弦。

【诊断】癫痫

【辨证】痰痫

【治则】豁痰顺气，开窍熄风

【处方】菖蒲 6g，郁金 6g，白矾 1.5g，钩藤 10g，僵蚕 6g，枳壳 6g，香橼 10g，香附 6g，橘红 6g，半夏 6g，胆南星 6g，熟大黄 6g。3 剂。

针刺取穴：长强、大椎。手法：梅花刺，每日一次。

7 月 13 日二诊，服药后症状如初，起床后胃痛、呕吐，苔白，脉沉。更方为伏龙肝 6g,白矾 3g,竹茹 6g,藿香 6g,半夏 6g,厚朴 6g,神曲 10g,麦冬 6g,白芍 6g,菖蒲 6g,郁金 6g,钩藤 6g,甘草 1.5g。6 剂,针刺手法同前。

7 月 30 日三诊,服药后症状减轻,原每日肌内注射 10mg 地西泮,现隔日地西泮 10mg。未再发作。大小便时时有腹痛,大便调,脉沉,舌淡苔白。

上方加白矾 3g、生铁落 20g,7 剂后复诊,呕吐及腹痛均未再发作。更方为党参 6g,菖蒲 10g,郁金 10g,白矾 1.5g,沉香糮 6g,半夏 6g,伏龙肝 15g,柴胡 6g,黄芩 10g,羌活 6g,川芎 6g,生铁落 20g。继续服用巩固疗效。

9 月 3 日复诊,服药后呕吐基本控制,肌注地西泮停止,无复发迹象。

按语　本案属于顽固性腹型癫痫。任老认为痫为痰作祟,无论何种痫证均以治痰为要,故常以菖蒲郁金汤加减为基本方,但初用后疗效不明显。《本草纲目》卷十一所引中用化痰丸（白矾、细茶）治疗风痰痫病,白矾酸寒入肝经而除痫化痰,具有导痰自大便出的功效。故复诊时加白矾;任老指出无痰不得使用该药。

病案 2

王××,女,4 岁半。1986 年 3 月 26 日初诊。周期性发作腹痛、头晕、呕吐,于外院行脑电图诊断癫痫。现时有头晕、眼斜,发作后嗜睡,多梦,腹痛,大便干,苔白,脉沉。查体:心率快,安静时 110～130 次/分钟。

【诊断】癫痫

【辨证】痰痫

【治则】豁痰顺气,宁心开窍

【处方】莲子心 1.5g,连翘 6g,菖蒲 6g,郁金 3g,砂仁 6g,神曲 6g,枳壳 6g,茯苓 6g,甘草 3g,香橼 6g。6 剂。禁跑跳。

4 月 2 日二诊,服药后心率基本正常,夜寐安,头晕、眼斜等症状未再发作。原方去砂仁,加竹茹 6g,更服 5 剂巩固疗效。

5 月 15 日复诊,服药后未发作,遂停药。近两日患儿夜寐欠佳,发热,嗜睡,头晕,眼斜,舌淡,苔白,脉浮数。考虑外感诱发癫痫发作,处方如下:羌活 6g,薄荷 6g,钩藤 6g,菊花 6g,南山楂 10g,柴胡 6g,黄芩 6g,栀子 6g,神曲 10g,莲子心 1.5g,甘草 3g。4 剂。后复诊诉,服药后呕吐一次,未诉腹痛,夜寐安,无眼吊及抽搐。

> **按语**　本例患儿服药后痫证发作本已控制,但因外感再次诱发,风痰阻络,治宜熄风止痉,化痰开窍。任老治疗局部抽搐发作者,常常根据发作部位用药,若上部肢体抽搐者,加桑枝、川芎;头面部肌肉抽搐,尤其是眼吊者,加钩藤、菊花。

病案 3

孙××,女,6 岁。1985 年 12 月 24 日初诊。癫痫 6 年。自出生后三天开始。初为半身抽搐,半年 1 次,以后逐渐加重,现月余抽搐 1 次,抽搐时全身发作,呕吐,呼吸困难。末次发作是 1985 年 12 月 14 日。现头痛,夜寐欠佳,面色萎黄,大便干。脑电图:可疑癫痫。

【诊断】癫痫

【辨证】痰痫

【治则】豁痰顺气,开窍止痉

【处方】菖蒲 6g,郁金 6g,全蝎 1.5g,钩藤 6g,僵蚕 6g,黄芩 6g,栀子 6g,黑丑 6g,熟大黄 6g,甘草 3g。6 剂。

12 月 31 日二诊,大便先干后溏,未见癫痫,仍头痛,小便前腹痛,脉沉弦,苔白。原方加菊花 6g。7 剂。

1986 年 1 月 29 日复诊。1 月 24 日抽搐发作 1 次,先烦躁,后抽搐,持续 1 小时,抽搐后右半侧肢体挛急不伸,1 小时后可活动。现右侧头痛,右手侧肢体麻、重、痛,行走跛行,大便先硬后溏,脉沉弦,苔白腻。原方加白矾 1.5g、桑枝 10g、熟大黄 6g。7 剂。

3 月 19 日复诊,服用原方后症状渐缓解,自行服药至今,现一直未抽,头不痛,腿痛,手脚麻好转,眠可。

> **按语**　桑枝功可祛风通络利关节,任老认为本药对于上肢的抽搐挛急不伸,效果甚佳。

十四、惊风

1. 概述

小儿因病而出现惊厥(突然昏倒,不省人事)和抽风(抽筋或抽搐)症状者称为小儿惊风。由于病变情况和临床表现的不同,又可分为急惊风和慢惊风。急惊风发病急暴,证候表现为实证、热证,慢惊风病势缓慢,也可由急惊风转变而成,证候表现为虚证、寒证。本章所言惊风为急惊风。

古人根据临床实践将小儿惊风扼要地归纳出"四证八候"。"四证"即:痰(痰多气促);热(高热口渴);惊(神志不清,昏睡惊叫);风(手足抽搐,角弓反张)。"八候"即:搐(肘臂伸缩抽动);搦(两肩拽动);颤(手足震颤);掣(两手握攀或十指开合不已);反(角弓反张);引(臂若开弓,手如挽弓);窜(眼睛上视);视(眼睛斜视,睛露不活)。

2. 辨证

急惊风多属于实证、热证、阳证,其发病原因包括外感六淫、内伤饮食,或猝受惊恐等。简而言之,小儿急惊风的病因病机可概括为"惊、风、痰、热"四端。

(1)因恐致惊:小儿肝常有余,神气怯弱,元气未充,耳闻异声,目睹异物,致猝受惊恐,惊则气乱,恐则气下,气机逆乱,肝失疏泄,肝风内动,而作惊风。症见抽搐,发热不高或不发热,睡中惊惕,夜间啼哭,面时青时赤,大便色青,脉沉或指纹青紫。

(2)因热致惊:小儿腠理未固,阳常有余,外感风寒或风热之邪,入里化热化火,引动肝风,而致惊。症见恶寒、发热,烦躁无汗,睡卧不宁,突发四肢抽搐,角弓反张,双目凝视,牙关紧闭,舌红,苔薄黄,指纹青紫。

(3)痰热致惊:《景岳全书》谓:"急惊者……乃肝邪有余,而风生热,热生痰,痰热客于心膈间,则风火相搏,故其形证急暴而痰火壮热者是为急惊。"因小儿脾常不足,若喂养失宜,容易造成乳食积滞,郁积肠胃,阻碍气机,郁久化热,火热生痰,痰火引动肝风,闭塞清窍,酿为惊风。症见神昏发搐,发热,呕吐酸腐,泄泻,大便酸臭,苔黄厚腻,指纹青紫。

任老强调,小儿为稚阴稚阳之体,反应灵敏,内在变化较之成人易于显之于外,故往往可通过望诊判断其是否有惊风之兆,如小儿烦躁不安,两目直视、上视,伸手握拳,呕吐喜欠,身热颊赤,面色青暗,头发逆上,鼻干口燥,二便不利,指纹多为青紫色或脉浮而洪紧。

3. 施治

盖急惊风属实属热,临床上往往热、痰、惊、风四大主证同时出现,不过表现有轻重缓急,必须掌握每一证候的突出点,分清主次,抓住主要矛盾。因此,治疗应以清热、利痰、镇惊、熄风为原则。有表证者,兼以解表;里实热盛者,兼以通便泄热;有食滞者,兼以消导;痰涎壅盛者,佐以豁痰。

万氏在《幼科发挥》曾论:急惊风有三因,"如伤饮食发热者,即宜消导之、下之。如保和丸、三黄枳术丸之类。以除其热可也。倘失而不治,热甚发搐,此内因之病也。当视大小便如何。如大便不通,先去其宿食。"任老赞同万氏说法。在治病中,对于表证属风热的,常用僵蚕、荆芥、钩藤、蝉蜕等以解表清热止痉;对里热重者,加羚羊粉、竹茹以清热化痰镇惊;对于痰热惊厥者,除汤剂外常加用琥珀抱龙丸、牛黄抱龙丸等对症治疗。处理正在发热惊厥者,多采用针刺人中、十宣,以开窍醒神镇惊。

但无论何种惊风,均加用消食药。因为食滞、惊风、痰热是惊风发病的主要因素。由于小儿的生理特点,乳食积滞可化火生痰,而痰热内扰,壅遏气机,导致清阳不升,浊阴不降,必然会影响小儿的脾胃功能,故而任老认为在治疗中,强调务必使大便通畅,这是祛邪的主要途径之一。

4. 验案

病案 1

刘××,男,4个月。1986年3月19日初诊。生后40天吃乳时咬乳头,以后每20天惊抖不安,面红、手抖持续数分钟,指纹淡紫。

【诊断】惊风

【辨证】惊恐惊风

【治则】镇惊安神,熄风开窍

【处方】茯苓6g,琥珀1.5g(冲服),白芍3g,陈皮3g,钩藤3g,僵蚕3g,

白术 3g,甘草 1.5g。5 剂。

3 月 26 日二诊,服药后未见抽搐,睡眠好,近日咳嗽,有痰,流涕,大便干燥,指纹紫出气关,苔白。属惊风"痰盛",原方改为钩藤 10g,僵蚕 6g,薄荷 3g,前胡 3g,黄芩 6g,栀子 6g,橘红 6g,半夏 3g,大黄 3g,甘草 1.5g。5 剂。

4 月 2 日三诊。未见抽搐、咬乳头。

> **按语** 琥珀安魂定魄,白芍柔肝,钩藤、僵蚕入肝引经而镇惊,白术、茯苓、陈皮养心补脾,补益元气。

病案 2

刘××,男,8 个月。1977 年 1 月 12 日初诊。发热 2 天,就诊当日午后猝然抽搐,抽搐时两目圆睁,神昏,持续 3 分钟,面青手握,喉间痰鸣,腹胀,大便 3 日未行,舌红苔黄厚而腻,指纹紫滞。

【诊断】惊风

【辨证】痰热惊风

【治则】清热熄风,涤痰开窍

【处方】钩藤 3g,僵蚕 3g,琥珀粉 1.5g(冲),焦三仙各 6g,茯苓神 6g,连翘 3g,陈皮 3g,炒莱菔子 3g,大黄 3g。竹沥水 50mL 送服上药。2 剂。

1 月 15 日复诊,患儿热退,未再抽搐,精神状态好。

> **按语** 任老认为该患儿为食滞内阻,痰热惊风,系乳食积滞,化火生痰,痰盛生惊,惊盛生风。故用保和丸加减,以消食导滞,辟秽开窍。

十五、抽动症

1.概述

抽动症是发病于儿童时期的一种慢性精神障碍性疾病。临床常以不自主、反复、快速的一个或多个部位肌肉抽动或有不自主的发声抽动为特征。属于中医"肝风"范畴。

本病临床轻重差异较大。一般轻症仅仅表现为某一部分肌肉不自主抽动,而不具有任何其他症状。重症患儿则可以伴有精神、情志的改变,影响小儿的生活、学习。

2. 辨证

任老认为本病病位在肝,可累及心脾,其致病因素为痰、热、食、火,基本病机为肝郁气滞,热引肝风。小儿"脾常不足",容易为饮食所伤,脾失运化,食积内停,津聚成痰,痰食郁阻气机,郁而化热化火;心属火,主神志,然小儿心神怯懦,易喜易哭,易惊易怒,易为七情所伤,积郁于内,郁久化热化火。郁热引动肝风,则肌肉瘛疭,痰热内扰神明,心神失守,则动作不能自主。临床症见面部肌肉不由自主抽动,如挤眉弄眼、呲牙、口角抽动、耸肩、肢体抖动、情绪烦躁、喉中痰鸣。

重症抽动症患儿病程长,致心脾不足,气血不能濡养五脏,出现面色少华、消瘦乏力、自汗、纳差、疲倦懒卧、睡中易惊等症状。或久病及肾,肝肾阴虚,虚火妄动,症见面赤唇红、口舌生疮、心烦惊悸、失眠多梦、苔燥。

3. 施治

任老认为本病基本病机为肝气郁滞不畅,痰热扰动肝风。肝主疏泄,喜条达。临床治疗主要方法为开郁理气,豁痰熄风,任老将菖蒲郁金汤(《温病全书》)化裁,经过临床实践,逐渐形成了经验方,其基本药物包括石菖蒲、郁金、钩藤、羚羊粉、木香、沉香、槟榔、陈皮、青皮等。石菖蒲、郁金是任老治痰、开郁的经典对药,具有很好的理气解郁开窍、宽中和胃之功效。配合钩藤、羚羊粉以清热息肝风;木香、沉香、槟榔、陈皮、青皮增强石菖蒲、郁金行气解郁、和胃之力。全方药味虽少,贵在药物功效专一。

若临证痰火壅盛,加瓜蒌;肝火亢盛,加栀子、龙胆草;心烦躁扰不宁,加黄连、淡豆豉;食积内停,加莱菔子、神曲、茯苓等。若口舌生疮,则加知母、竹叶;兼风热表证,加薄荷。

4. 验案

病案 1

石××,女,6岁半。1985年11月5日初诊。患儿自3岁时起病,初目瞬频,后面颊肌肉抽搐,上肢抽动,近日体肥胖,头晕,夜寐不安,呃逆频繁,声响亮,大便调,舌淡苔白,脉沉弦。

【诊断】抽动症

【辨证】肝火亢盛

【治则】开郁理气,镇惊安神

【处方】木香 6g,槟榔 6g,青皮 6g,陈皮 6g,羚羊粉 0.3g,钩藤 10g,菖蒲 6g,郁金 3g,沉香 3g,大黄 6g,甘草 1.5g。4 剂。

11 月 19 日二诊,诉服药后症状消失,精神好,现痰多,夜寐不安,舌苔白,脉沉弦。原方去羚羊粉、大黄、沉香,加僵蚕 6g、薄荷 6g、菊花 6g、薄荷梗 6g。继服 4 剂后诉症状明显好转。

> **按语**　本病治疗重点在于理气解郁、清热开窍。全方以菖蒲、郁金配合行气之品,药少力专,配伍得当,性味平和,畅导气机,理气而不伤阴,无论新恙久病,均可使用。

第二节　杂病

一、水疝

1. 概述

小儿水疝即现代医学之鞘膜积液,是一种临床以阴囊一侧或双侧肿大,如水晶样,不红不热为特征的疾病。

本病病因多为劳倦后感受寒湿或湿热邪气而致阴寒内盛,水湿停留,或痰热郁滞足厥阴肝经,经脉不得疏利而致病。因发病部位是任脉、厥阴经循行之处,故与二经病变有关。任脉主人体一身之阴,证多偏阴寒;厥阴经循少腹,络阴器,疝证多与肝经病变有关。

2. 辨证

张景岳说:"疝之为病,有寒证亦有热证,必然因先受寒湿或犯生冷,致邪聚阴分,此其肇端之始,则未有不因寒湿而致者。"

故小儿水疝辨证当先辨寒热。若小儿坐地湿冷,感受寒湿之邪,寒湿内结，郁滞肝经脉络，肝失疏利，症见阴囊水肿，皮色不红不热，内续黄水如晶，下控睾丸，上引少腹作胀，舌苔薄白而腻，脉沉弦。

若寒湿之邪久稽不化，郁而化热者，症见阴囊红肿痒痛，渗流黄水，小便短赤，口苦口干，舌红，苔黄腻，脉弦数。

3. 施治

对于水疝的治疗，张景岳提出"当以温经散寒，行气除湿为主"。任老认为水疝虽有寒热之分，但临床以寒湿内结证多见，治宜散寒利湿，疏肝解郁，并在前人治疗经验基础上，自拟小儿水疝方，专治小儿水疝。本方药物组成包括橘核仁、青皮、荔子核、槟榔各 6g，小茴香、木香各 4.5g，补骨脂 3g，甘草 1.5g。方中小茴香、荔枝核、橘核仁散寒行气散结；青皮、木香疏肝解郁；补骨脂温降，引药下行。《药性论》指出补骨脂可治"膝冷囊湿，逐诸冷痹顽"。全方具有散寒、逐水、止痛之效。临床随症加减，如小腹胀硬，小便少者，加炒莱菔子 3g，通草 1.5g；大便干如羊屎者，加熟大黄 3g；郁而化热者，加黄芩、黄柏。

除服用上方以外，任老喜用针刺疗法，疗效更快捷。一般取穴包括双侧大敦、蠡沟、三阴交、足三里，用蜂刺法，不留针。临床根据寒热虚实，或补或泻。

4. 验案

病案 1

林××，男，9 岁。1975 年 10 月 29 日初诊。患儿右侧睾丸肿胀不适 10 余日。曾于某医院诊断为"右侧鞘膜积液"。现右侧睾丸肿胀明显，约为左侧 1.5 倍，皮色光亮如水晶，按之有弹性。饮食、二便无异常。舌淡苔白，脉沉。

【诊断】水疝

【辨证】寒证

【治则】散寒利湿

【处方】小茴香 6g，荔枝核 6g，川楝子 10g，防风 6g，防己 10g，补骨脂 10g，桂枝 6g，茯苓 10g，滑石 10g。5 剂。

外治法: 针刺人敦、三阴交、蠡沟、足三里, 由下向上针刺行针, 每日一次。

11月5日二诊, 右侧阴囊肿大较前回缩, 继续上述治疗12剂。临床痊愈, 未见复发。

> **按语** 方中小茴香、荔枝核、川楝子散寒止痛, 理气散结; 补骨脂、桂枝温阳化气, 通阳行水。茯苓、滑石、防己利水消肿。

病案 2

李某某, 男, 7岁。1977年11月5日初诊。患儿时常腹痛, 饮食尚可, 其左侧睾丸肿大光亮, 用手摸之稍硬, 患儿家属诉说, 其睾丸在劳累或受寒时肿大则甚。舌淡, 苔白, 脉沉。

【诊断】水疝

【辨证】阴寒内盛

【治则】行气散结, 散寒利湿

【处方】橘核仁、青皮、荔子核、槟榔各6g, 茴香、木香各4.5g, 破故纸3g, 甘草1.5g。5剂。

联合针刺疗法: 针刺大敦、三阴交、蠡沟、足三里, 采用补法每日行针。

11月11日二诊, 症状较前好转, 继续上述方药服用。服药20余剂后停服药物, 每日针刺治疗, 2个月痊愈, 无复发。

> **按语** 橘核、小茴香、荔枝核为肝经用药, 为治疝要药。

二、蛔虫症

1. 概述

寄生虫病是肠道寄生虫寄居人体引起的疾病。任老行医于20世纪80年代以前, 由于当时社会经济发展水平及人民生活水平较低, 寄生虫病尤其是肠道寄生虫是儿童常见病。近年来随着国民经济水平快速提高, 医疗卫生条件改善, 肠道寄生虫病已经从公共卫生工作的重点领域退出。但是, 由于家庭宠物饲养及农村人口向城市迁入, 一些地区寄生虫病的感染率出现了回升。河南省 2009 年—2010 年总感染率为 1.5%。可见当今社会仍可散见肠道寄生虫病。

2. 辨证

任老对寄生虫病的认识及治疗有丰富的经验。本病主要是由于小儿缺乏卫生常识,双手容易接触不洁之物,或喜欢吸吮手指,或食用未清洗干净的瓜果,或接触含有虫卵的衣物、玩具、尘埃等,导致虫卵进入胃肠,形成寄生虫病。小儿常见寄生虫感染包括蛔虫、蛲虫等,不及时治疗可影响生长发育。

其中蛔虫症主要表现为阵发性脐周腹痛,伴随面部白斑、白睛虫斑、食欲异常或厌食、睡中磨牙、形体消瘦、面色萎黄等表现,少数病例可见吐蛔或大便排虫。其发生腹痛的主要病机是虫居肠腑,气机不利,"不通则痛"。因小肠位于腹腔中部,故腹痛多位于脐周,虫动则痛,虫静则缓。虫居肠腑,损伤脾胃,脾失健运,可见食欲异常或纳呆;脾失健运,水谷精微不能摄取,可见肌肤不荣、形体消瘦;脾胃失和,湿热内生,熏蒸于上,可见齿、面上白斑,白睛蓝斑。

3. 施治

治疗以驱蛔杀虫,健运脾胃为主。任老善用木香导滞丸加减治疗本病。木香导滞汤源自《幼科发挥·卷三方》,原方药物组成包括炒枳实、姜炒厚朴、槟榔、黄连、黄芩、黄柏、大黄、黑牵牛子、木香。任老在原方基础上去三黄,加用使君子等驱虫中药,配合青皮、陈皮、莱菔子等行气导滞之品。同时应根据小儿体禀差别,考虑先攻后补或补中寓攻。

4. 验案

病案 1

吉××,男,5 岁半。1986 年 6 月 18 日初诊。间断脐周腹痛一年余,纳呆,大便不畅,腹胀,眼内可见虫斑,舌质红,脉沉数而实。曾排虫一次。

【诊断】虫积腹痛

【治则】驱蛔杀虫,行气导滞

【处方】炒莱菔子 6g,槟榔 10g,使君子 6g,木香 6g,青皮 6g,陈皮 6g,枳壳 6g, 三棱 6g, 莪术 6g, 大腹皮 6g, 甘草 1.5g。

上方三剂, 餐前服用。

6 月 24 日二诊。服药后排虫数条, 腹痛消失, 仍纳呆, 大便调, 脉沉, 苔白。恐虫积未尽, 更服原方 2 剂。

6 月 27 日三诊。未再排虫, 未诉腹痛。原方去三棱、莪术, 加香橼、黑丑。炒莱菔子 6g, 槟榔 10g, 使君子 6g, 木香 6g, 青皮 6g, 陈皮 6g, 枳壳 6g, 大腹皮 6g, 香橼 6g, 黑丑 6g, 甘草 1.5g。

上方三剂, 腹痛未再发作, 食欲渐复, 停药。

按语 蛔虫症可引起小儿厌食、积滞, 治疗不及时可导致疳证, 严重者可引起肠道梗阻、胆道蛔虫等重症。虫积腹内, 腑气不通, 故而腹痛腹胀。本案病例虽然病程较长, 但患儿舌质红, 脉沉数而实, 可见正气不虚, 内有湿热。治疗以驱虫消积为主, 故重用槟榔, 同时使用三棱、莪术等破积行气之品, 力求虫积速去。

槟榔可用于多种肠道寄生虫, 且味辛苦, 入胃肠, 擅行胃肠之气, 为治疗食积气滞要药。本方重用槟榔, 一者配使君子杀虫; 二者行气缓泻助虫体顺利排出; 三者木香、槟榔为常用对药, 专治各种积滞。患儿久病, 更佐以青皮、香附、三棱、莪术破瘀化积, 行气止痛, 助槟榔消积止痛。全方效专力强, 三剂而见奇效。张洁古提到"三棱能泻真气", 故加用三棱、莪术时, 气滞、积滞等实证可用, 且中病即止。

病案 2

闫××, 男, 5 岁半。1985 年 12 月 31 日初诊。1 月来时有腹痛, 喜按, 脐及右上腹痛, 呈痉挛性疼痛, 持续 20 ~ 30 分钟, 3 ~ 4 次/日。查体: 肝肋下 1cm 可及。甲床有虫斑。舌苔白, 脉沉。便常规: 阴性。

【诊断】虫积腹痛

【治则】驱蛔杀虫, 行气导滞

【处方】使君子 10g, 木香 6g, 槟榔 6g, 青皮 6g, 陈皮 10g, 枳壳 6g, 香附 6g, 香橼 10g, 神曲 10g, 三棱 3g, 莪术 6g, 甘草 1.5g。3 剂, 餐前服用。

1986 年 1 月 4 日二诊,服药三剂后,排虫 1 条,腹痛基本痊愈,仅仅时有微痛,一过即止,大便调,精神好,舌红,苔白厚,脉沉。更方如下:

木香 6g,槟榔 10g,青皮 3g,使君子 6g,川楝皮 6g,石榴皮 6g,大黄 6g,黑丑 3g,甘草 1.5g。服用 3 剂后未诉腹痛。

按语　本患儿于任老处就诊前曾服 10 剂乌梅丸加减,未见效。本例患儿病程 1 个月,但无明显虚象,故予以大量行气破气之品使虫积速去,以免久稽伤正。

三、淋巴结炎

1. 概述

本节所指淋巴结炎指仅发生于颈侧或颌下部位的淋巴结炎,中医称为痰核、瘰疬等,表现为颈侧或颌下皮里膜外发现肿物,或左或右,或两侧均有,少者一二枚,多者四枚以上。

2. 辨证

此证可分为急性和慢性两类。

急性淋巴结炎多由于外感风热,风热夹痰凝聚于少阳、阳明之络,结而成核,状如鸽卵,肿处根盘散漫,色白坚肿,质地稍韧不硬,伴发热、肿大、疼痛等症状。慢性淋巴结炎多由于忧思郁怒,气机郁结,肝气夹痰火凝滞于肝胆两经而成。一般皮色不变,不伴寒热,初起疼痛不明显,按之稍硬,日久有痛感。

对于急性淋巴结炎应注意肿块质地,尤其是高热不退者,如肿痛增剧,表皮颜色逐渐转红,触手有波动感,应注意化脓破溃的可能性,此时需引流泄脓。慢性淋巴结炎多成顽固性疾患,可逐渐延及其他部位淋巴结,经久不愈,预后不佳。

3. 施治

急性淋巴结炎,治宜清热解毒、化痰活络消肿,常用五味消毒饮加减,常用药物包括金银花、连翘、玄参、蒲公英、紫花地丁、木通、黄芩、黄柏、板蓝根、大青叶、木通等。外用《温病条辨》之三黄二香散（黄连、黄柏、生大黄各30g,乳香、没药各15g,研极细末）贴敷。开始可用浓茶汁调匀,湿敷于肿大的淋巴结上,干则换药再贴敷;以后可用香油调敷,一日两次,直至肿大的淋巴结消散为止。亦可用金黄膏贴敷。

慢性淋巴结炎,治宜疏肝养血解郁化痰,宜逍遥散加陈皮、半夏加减。

4. 验案

病案 1

李××,男,9 岁。1985 年 2 月 19 日初诊。双侧颌下慢性淋巴结炎反复发作,曾于天津某医院就诊,作组织病理切片,诊断"慢性淋巴结炎"。现双侧颌下淋巴结肿大,轻微触痛,最大直径约 1.5cm×1.5cm,活动度可,无粘连,质地不硬,体温正常,纳可,大便干,舌红,苔白,脉数。血常规:白细胞计数 $4×10^9$/L,中性粒细胞 0.83,淋巴细胞 0.16,血红蛋白 100g/L。既往再生障碍性贫血病史。

【诊断】慢性淋巴结炎

【辨证】痰毒蕴结

【治则】清热解毒,软坚散结

【处方】板蓝根 10g,大青叶 6g,金银花 6g,连翘 6g,木通 6g,黄芩 6g,栀子 6g,熟大黄 3g,玄参 6g,甘草 1.5g。3 剂。

2 月 23 日二诊,服药后,淋巴结较前回缩,不痛,大便干燥,苔白,脉沉而数。原方继服 3 剂。2 月后患儿因感冒就诊时诉服完 3 剂后肿大淋巴结完全消散,本次因感冒再次发作。

按语 本例患儿为慢性淋巴结炎急性发作,《素问·至真要大论》指出:"坚者软之""结者散之"。方中金银花、大青叶、栀子、板蓝根清热解毒,配合玄参、连翘软坚消散清热之品,功在清热解毒,软坚散结。然而本例患儿反复发作本病,且既往有再生障碍性贫血,预后终归不良。

病案 2

叶××,女,5 岁。1985 年 12 月 24 日初诊。左侧颌下淋巴结肿大 2

周。初起有鸡卵大小,质不硬,无疼痛,无发热及咳嗽、盗汗等不适症状,大便调,小便稍少,苔薄白,脉数。于某医院诊断"下颌淋巴结炎",予以麦迪霉素、庆大霉素、链霉素等治疗,症状无明显缓解,来我院就诊。查体:左颌下可及2cm×4cm大小肿物,质稍韧,无压痛,皮色皮温正常,无波动感。右侧颌下可及数枚米粒大小淋巴结,左侧颈后淋巴结稍大,咽红,左侧有龋齿。心肺(-)。肝脾(-)。余处浅表淋巴结未及肿大。血沉正常。胸片正常。血常规:白细胞计数$7.8×10^9$/L,中性粒细胞0.7,淋巴细胞0.3,血红蛋白正常。

【诊断】颌下淋巴结炎

【辨证】风热夹痰壅结少阳

【治则】清热解毒,消肿散结

【处方】金银花10g,连翘10g,蒲公英6g,紫花地丁6g,木通6g,黄芩10g,栀子10g,熟大黄6g,枳壳6g,甘草3g。3剂。嘱忌食腥冷食物。

12月27日二诊,服药后肿物明显减小,最大呈2cm×1.5cm,质稍韧,纳食增,大便调,继用原方4剂。

12月31日三诊,服药后颌下肿物渐软,但大小变化不大,大便干,小便赤,苔白,脉沉数。原方改为:金银花6g,连翘6g,昆布6g,海藻6g,赤芍6g,当归尾6g,牡丹皮6g,荷梗6g,黄芩10g,通草1.5g,大黄6g。嘱3剂药服6天,第二天吃落渣,禁无鳞鱼、牛肉。后复诊肿物明显消散。

> **按语**　患儿初用清热解毒剂肿块逐渐消散,后更服原方效果不明显,任老考虑久病多在痰和瘀,故加用活血化瘀之赤芍、牡丹皮、当归尾,及软坚化痰之海藻、昆布,收到满意疗效。

病案3

王××,女,2岁。1985年3月16日初诊。发热3日,体温波动于38℃~39.4℃之间,伴颈下淋巴结肿大,最大直径2cm×2.5cm,触痛明显,质韧,活动度可,咽喉红肿疼痛,舌红,苔薄黄,脉数。血常规:白细胞计数$17×10^9$/L,中性粒细胞0.17,淋巴细胞0.79,血红蛋白正常。

【诊断】急性淋巴结炎

【辨证】热毒壅盛

【治则】清热解毒

【处方】金银花6g,连翘10g,板蓝根6g,大青叶6g,玄参6g,牡丹皮3g,黄芩10g,栀子6g,大黄3g,甘草1.5g。3剂,配合金黄膏外敷患处。

3月20日二诊,患儿热势消退,肿大淋巴结较前消散,仍咽痛。原方继服4剂。

> **按语**　本病病因多由外感风邪,热毒内生而致,正邪相争,卫表失和,故患儿持续高热;邪热内蕴,血热互结,故而肿块蕴成,咽喉肿痛。患儿一派实热之象,以清热解毒为基本方法,药物专攻一点,使邪气速去。

四、口眼㖞斜

1. 概述

口眼㖞斜,又称为口僻、吊眼风、面瘫,本病是由于小儿正气不足,颜面受外来风邪,致经脉失养,经气阻滞,筋肉瘛疭不收,临床以一侧面颊动作不灵、口角歪斜,病侧面部表情肌完全瘫痪,前额皱纹消失、眼裂扩大、鼻唇沟平坦、口角下垂,露齿时口角向健侧偏歪等为临床表现。相当于现代医学之面神经麻痹。

2. 辨证

《诸病源候论》言:"风邪入于足阳明、手太阳之经,……故使口㖞僻,言语不正,而目不能平视。"本病发病内因责之于小儿气血不足,脉络空虚,卫外不固。外因是由于感受外邪,颜面受风,邪侵面部耳后阳明少阳诸经,以致经络阻滞,经气运行失常,气血不和,经脉筋肉失于温煦濡养,弛缓不收所致。也有少数由于情志不遂,又感受风邪而患病。

本病初期多为实证,多数患者经针灸治疗,可在近期内有不同程度的恢复。但也有极少数患者,因延误或治疗不当,由实转虚,致使口角由初期㖞向健侧,反过来㖞向患侧,患侧面肌松弛麻痹,睑裂缩小,患者自觉极不舒服,这被称为"倒错现象",很容易误以患侧为健侧。

本病虽属"中风"范畴,但与中风又不尽相同。区别在于中风主症有猝仆昏倒、不省人事、口眼㖞斜、言语謇涩、半身不遂等,而面瘫仅口角歪斜,单眼露睛而已。

3. 施治

本病治疗原则为疏风祛邪,以疏通面颊经气为法,取手足阳明经、少阳经穴位为主。

任老认为治疗口眼㖞斜需针药并施。牵正散为治风剂中的疏散外风剂,具有祛风化痰、通络止痛的功效,主治风痰阻络之口眼㖞斜。

《直指方》中指出:"中风口眼㖞斜无他症者,以牵正散主之。"吴鹤皋曾云:"三药(白附子、全蝎、僵蚕)疗内生之风,治虚热之痰,能入足阳明厥阴经而正口眼。"临床任老常用药物包括白附子、僵蚕、全蝎虫、菊花、钩藤、川芎等,临床常常随症加减。风盛者,加羌活、防风;热盛者,加栀子、黄芩;痰盛者,加橘络;寒邪者,加细辛、麻黄。

任老常用穴位包括阳白、四白、瞳子髎、耳门、颊车、地仓、人中、承浆、迎香以及健侧合谷。瞳子髎、耳门、阳白、四白、地仓、人中、迎香、承浆、颊车为局穴,可疏通经气,濡润筋脉。古人云"面口合谷收",故选健侧合谷。

一般本病在起病后2～3个月内大多可恢复常态,如超过6个月还不恢复正常,则治愈希望很小。

4. 验案

病案 1

李××,女,2岁。1986年5月21日初诊。口眼㖞斜半月余,右目闭合时露睛,口歪向左侧,张口流涎,神志清楚,舌苔白,指纹紫滞出气关。

【诊断】口眼㖞斜

【辨证】风邪阻络

【治则】疏风祛邪通络

【处方】白附子3g,僵蚕6g,全虫1.5g,钩藤6g,菊花6g,川芎6g,羌活3g,防风3g,甘草1.5g。7剂。

配合针刺：患侧耳门、阳白、四白、瞳子髎、迎香、地仓，健侧合谷。浅刺泻法，不留针，每日一次。

5月28日二诊，患儿面瘫好转，未再流涎。原方加针刺治疗7次后痊愈。

> **按语** "贼邪不泻，或左，或右，邪气反缓，正气即急，正气引邪，喎僻不遂，邪在于络，肌肉不仁。"本案针药并用，疏风祛邪为主，风邪去，则经气自通，诸症自消。

病案 2

李××，女，5岁。1985年4月2日初诊。3天前感冒流泪。昨日晚发现口喎，伸舌向左倾斜，左目闭不严，向右侧斜，流泪，苔白，脉浮弦。

【诊断】口眼喎斜。

【辨证】风邪阻络

【治则】疏风祛邪

【处方】白附子6g，僵蚕6g，全虫1.5g，羌活6g，连翘6g，赤芍6g，川芎6g，当归3g，甘草1.5g。3剂。

配和针刺：左侧，阳白、四白、瞳子髎、颊车、地仓、人中、承浆，右侧合谷。浅刺泻法，不留针，每日一次。

治疗3次后，患儿症状好转，仍口喎，但流泪、流涎缓解。继续治疗8次后症状消失。

> **按语** 本病症状有轻有重，以起病时间短者治疗效果最佳。小儿患本病多因外感风邪，且脏气轻灵，多对治疗敏感。而成人中因卒中之口眼喎斜者较难治疗。

病案 3

张××，女，3岁。1984年10月29日初诊。右侧口眼喎斜三四日，口角歪斜向左侧，口角流涎，不能皱眉、完全闭眼，眼睛流泪。发病之初低热，无汗，鼻塞，食欲差，舌淡，苔薄白，脉弦。

【诊断】口眼㖞斜

【辨证】风寒阻络

【治则】疏风散寒通络

【处方】白附子 6g,僵蚕 6g,全虫 1.5g,防风 3g,麻黄 3g,甘草 1.5g。3剂。

配合针刺:阳白、四白、瞳子髎、颊车、地仓、人中、承浆,健侧合谷穴。每日一次,浅刺不留针。

11 月 3 日复诊,患儿症状好转,原方去麻黄,加川芎 6g、当归 3g。服 7剂后,患儿口眼㖞斜基本恢复。

> **按语**　本案小儿系风寒外感,犯于肺卫,卫表不和,故而发热、无汗。小儿脏腑娇嫩,卫外不固,风寒邪气入里,经络阻滞,筋脉受寒邪牵引而拘急发病。故用麻黄、防风疏风散寒,麻黄辛温,不可久用,以免耗伤气血。

五、湿疹

1. 概述

湿疹是婴幼儿常见的皮肤病,祖国医学称之为奶癣。其临床特征是皮疹多样,形态呈红斑、丘疹、水疱、糜烂、渗液、结痂,瘙痒剧烈,反复发作,日久不愈。任何年龄段都可发生。

2. 辨证

本病是由于孕母恣食肥甘,湿热蕴毒传于胎儿,或乳母过食辛辣腥荤,化生湿热,从乳汁传于小儿;或小儿局部皮肤长期受汗湿浸渍等导致湿热客于小儿肌肤而发病。

清代《医宗金鉴》明确指出:"此症出生如疥,瘙痒无时,蔓延不止,抓津黄水,浸淫成片,由心火脾湿受风而成。"又云其"此症由肝脾二经湿热,外受风邪袭于皮肤,郁于肺经"而致。

急性发作者,多属于实证,为风、湿、热邪蕴滞肺脾,发于皮肤。皮红起疹者,属于火盛;瘙痒灼热者,属于风盛;渗出明显者,属于湿盛。

慢性发病者,多属于虚实夹杂。日轻夜重,烦躁不安者,属于阴血虚耗,肝火上扰;皮疹增厚粗糙,干燥脱屑,瘙痒剧烈者,属于血虚风燥;皮疹色淡或暗红,渗液较多,缠绵不愈者,属于脾虚湿盛。

3. 施治

湿疹的急性发作期以清热解毒、祛风胜湿为主,常用五味消毒饮加减,药物包括金银花、连翘、生地黄、木通、蒲公英、紫花地丁、赤芍。若风胜者,加荆芥、防风;热盛者,加苦参、黄柏、栀子;湿盛者,加地肤子、滑石、薏米;大便秘结者,加大黄。

慢性缠绵不愈者,以健脾消导为主,常用药物包括黑丑、槟榔、枳壳、麦芽、神曲、鸡内金等。血燥者,加紫草、赤芍、生地、牡丹皮;湿盛者,加苍术、黄柏、茯苓、薏米;热盛者,加金银花、连翘、黄芩。

4. 验案

病案 1

曹××,男,1986年6月24日初诊。目周及四肢关节处散在红色丘疹1年余,瘙痒,大便干燥,舌红,苔花剥,脉数。

【诊断】湿疹

【辨证】湿热浸淫

【治则】清热解毒利湿

【处方】金银花6g,连翘6g,生地黄6g,木通6g,蒲公英6g,紫花地丁6g,赤芍6g,甘草1.5g,大黄6g。7剂。嘱禁食无鳞鱼、牛羊肉等。配合外洗:麻黄6g,紫花地丁6g,甘草3g,三者混合煮水,放凉洗患处。

7月2日二诊,服药后目周及双上肢丘疹减少,颜色变淡,稍平,苔白,舌尖红,脉数。原方去蒲公英、紫花地丁、赤芍、木通,加黄芩6g、栀子6g、玄参6g、竹茹6g,3剂。继用原方外洗。

7月6日三诊,皮疹明显好转,目周皮疹消散,无新的皮疹出现。

按语 湿疹是一种全身疾病在皮肤局部的表现,临床治疗应当遵循内外兼治的整体观,特别是顽固性湿疹。

病案 2

包××，男，3 岁半。1986 年 2 月 19 日初诊。湿疹 1 年余，现面部及周身满布红色丘疹，入夜痒甚，以致多处抓破，结痂，大便干燥，舌红，苔白，脉数。曾于某医院行皮肤变应原检测：螨虫过敏。

【诊断】湿疹

【辨证】湿热困脾

【治则】清热解毒，健脾渗湿

【处方】熟大黄 6g，川芎 6g，黑丑 6g，滑石 6g，黄芩 10g，黄柏 6g，槟榔 6g，连翘 10g，赤芍 6g，枳壳 6g，神曲 6g，甘草 3g。3 剂。嘱饮食清淡。

2 月 25 日二诊，服药后湿疹明显好转，大便调，瘙痒减轻，舌红，苔花剥，脉数。原方中甘草减为 1.5g，继服 3 剂。

3 月 1 日三诊，湿疹表面结痂，不痒，大便调，苔花剥，脉数。上方去滑石，更服 3 剂。再次诉服药后大便稀，日 3 次。湿疹渐消。

按语 患儿脾失健运，湿热内蕴，浸淫血脉，内不得疏泄，外不得透达，郁于肌肤腠理之间，故湿疹缠绵难愈。运用滑石清热除湿，黄柏、黄芩、连翘清热解毒，川芎、赤芍祛风养血止痒，槟榔、黑丑、神曲导滞。

病案 3

张××，女，11 个月。1976 年 6 月 5 日初诊。患儿颜面密布红色丘疹半年余，皮疹中间有渗液，瘙痒明显，常常抓挠，抓破后流淡黄色液体，夜间睡眠难安。现母乳喂养。

【诊断】湿疹

【辨证】风热湿毒，郁结肌肤

【治则】祛风胜湿，清热解毒

【处方】生地 6g，赤芍 6g，玄参 6g，薄荷 3g，蝉蜕 1.5g，防风 3g，甘草 1.5g。3 剂。外洗：麻黄 6g，紫花地丁 6g，甘草 3g，三者混合煮水，放凉洗患处。

6 月 9 日二诊，皮疹较前消退，并结痂；瘙痒减轻，夜眠可。原方继续使用 5 剂后基本痊愈。

> **按语**　湿疹属于风湿热毒邪蕴于肺脾,郁于皮肤。生地、赤芍、玄参清热解毒,而入血分;蝉蜕祛风止痒;防风祛风止痒,兼能胜湿。全方药少力专,效果明显。

六、五迟、五软

1. 概述

五迟是指小儿立迟、行迟、发迟、齿迟、语迟等生长发育迟缓的病症。五软是指小儿头项、口、手、足、肌肉痿软无力的病症。二者临床常常同时互见,均属于小儿先天不足、后天失调而致生长发育障碍性疾病。临床中五迟、五软症状并不一定全部出现,往往仅会出现 1、2 个症状,也应按本病论治。本病相当于现代医学之脑性瘫痪、脑发育不全等范畴。

2. 辨证

本病发病原因包括先天禀赋不足、后天失于调养、生产损伤等因素。

《保婴撮要·五软》云:"本病皆因禀五脏之气,虚弱不能滋养充达,故骨脉不强,肢体萎弱。"脾为后天之本。脾主运化升清,为气血生化之源,主四肢肌肉。肾为先天之本。肾藏精,主发育与生殖,主骨生髓。孕母怀孕期间失于养护影响胎儿发育,或小儿生后因急慢性疾病失于调养,耗伤气血,或分娩时因难产窒息,气血运行受阻,均可形成本病。

任老认为本病多属于虚证,病程久者或有产时颅内出血史者可夹痰夹瘀,阻滞络脉,为虚实夹杂证。病变脏腑主要在脾肾,可累及心肝,病机为精乏髓枯,不能荣养全身脏腑,不能濡润各部经脉、肌肉。

患儿孕母素体病弱,患儿胎禀不足,或产时损伤,小儿先天髓海不足,后天脾胃运化失调,水谷精微不能濡养脏腑、筋骨、肌肉而致生长发育迟缓,致肝肾两虚,症见骨软肉松,牙齿、头发萌出延迟,囟门宽大迟闭,逾期不能爬、行、立、坐、语,智力发育明显迟缓,面色无华,四肢懈怠,表情呆钝。

小儿体禀不足或后天失调,脾肾不足,脾虚不能运化升清,水湿停聚为痰,痰湿内生,证属脾肾两虚,痰湿阻滞。症见患儿神情呆滞,逾期不语或言语不清,反应迟钝,面色苍白,虚胖懒动。

此外,久病多瘀。患儿病久,气血津液亏虚不足,气虚无力推动血行,血行缓慢而致瘀,形成虚实夹杂之证。

3. 施治

本病以虚证为主,临床治疗原则为补虚益智,补先天以固本。任老治疗本病强调补益肝脾肾,兼以疏通周身经脉与脑络。

任老治疗本病以六味地黄丸为基本方,自拟黑豆汤,药物组成包括黑豆30粒,茯苓10g,泽泻10g,山茱萸6g,山药10g,白芍6g,火麻仁3g,杜仲3g,南山楂10g,神曲10g,胡桃肉6g。临床随证加减,偏于肾虚者,加狗脊、枸杞;偏于脾虚者,加党参、白术;阴虚火旺者,加黄柏、知母;夹痰者,联合菖蒲郁金汤加减;夹瘀者,加赤芍、当归尾、桃仁、红花活血化瘀。

任老善用快针治疗本病。常用穴位包括华佗夹脊穴、肩髃、肩髎、曲池、手三里、外关、合谷、支沟、环跳、髀关、伏兔、梁丘、足三里、风市、阳陵泉、悬钟、解溪、昆仑,根据患儿受累部位选穴,灵活取穴。进针时强调轻、浅、快,即进针手法要轻、进针要浅且快,争取做到无痛进针,进针得气即出,不留针。

4. 验案

病案 1

于××,男,3岁半。1985 年 12 月 24 日初诊。患儿生后 7 天因脐感染、败血症导致"核黄疸",遗留严重的神经系统后遗症,外院经 1 年多治疗后现能言简单单词,如爷爷。就诊时呆傻,角弓反张,站、坐、抓、举均不能。查体:双眼凝视,四肢肌张力增高,伴肌阵挛,反应迟钝。

【诊断】脑瘫

【辨证】脾肾两虚

【治则】补肾健脾

【处方】熟地10g,山药6g,狗脊6g,枸杞6g,泽泻6g,茯苓6g,牡丹皮3g,甘草3g。7 剂。

配合快针疗法:针刺环跳、足三里、三阴交。每日一次。

12月31日复诊,能自己拿勺吃饭。舌质红,大便干。原方去狗脊、枸杞,加山茱萸3g,神曲6g,黄柏3g,知母6g。7剂。服用后复诊未诉不适,继用本方。

1986年2月26日复诊时,家属诉现能简单会话,可数1～10位数字,活动较前灵活,能站立,尚不能行走,舌淡苔白,脉沉。原方减黄柏、知母,山药减为6g,牡丹皮加为6g,加党参10g,白术3g。继续服用14剂。

3月19日复诊,经服药后说话声音逐渐清晰,大便干,苔白腻,脉沉。原方去党参、白术,加枸杞6g、神曲6g、麦芽6g、菖蒲6g、郁金3g。服药2个月。

6月4日复诊,现能独坐、翻身,言语逐渐流畅,尚不能行走,继续本方服用。

> **按语** 本案患儿先天不足,后天失养。方用六味地黄丸联合菖蒲郁金汤加减。六味地黄丸补肝肾、健脾胃,可以补先天,养后天,长期服用可促进小儿生长发育,使病情有所缓解;菖蒲郁金汤可开心窍。

病案2

许××,男,3岁半。1986年4月23日初诊。生后生长发育迟缓,1岁方能竖颈,3岁方能独坐。现四肢萎软无力,站、走、言均不可,智力低下,仅能理解简单语言,纳差,大便干燥,睡眠不安,烦躁哭闹,舌红,脉弦数。某医院诊断:小脑发育不全。

【诊断】脑瘫

【辨证】心肝火旺

【治则】清肝泻火

【处方】钩藤6g,僵蚕6g,黄芩6g,柴胡6g,薄荷3g,牛膝6g,木瓜6g,丝瓜络6g,桂枝3g,白芍6g,甘草3g。7剂。

4月30日复诊,纳呆,矢气频频,四肢症状同前,情绪较前好转,舌红。原方加熟地黄6g、赤芍6g、当归尾6g、桃仁3g。7剂。

5月7日四肢症状如前,余无不适,苔白,脉沉。予以熟地6g,山药6g,

牡丹皮 3g，木香 6g，泽泻 6g，牛膝 3g，木瓜 6g，丝瓜络 6g，甘草 3g。长期调养。

> **按语** 钩藤、僵蚕二药镇惊安神舒筋，清热平肝。黄芩清肝热，柴胡引药入肝经，二者转清肝火。桂枝、牛膝一上一下，强劲四肢筋脉。桂枝温经散寒，活血通脉，治上肢肩臂肢节萎痹；牛膝补肝肾、强筋骨，补肝则筋舒，下行则理膝。白芍益肝舒筋。

病案 3

户××，男，2 岁 2 个月。1986 年 4 月 30 日初诊。现双下肢无力，不能行走，双足内翻，生长发育明显落后于同龄儿，智力可，苔白，指纹沉紫。出生时颅内出血史。

【诊断】脑性瘫痪

【辨证】肝肾两虚，瘀阻络脉

【治则】补益肝肾，通利关节

【处方】羌活 6g，独活 6g，牛膝 6g，木瓜 6g，枳壳 6g，钩藤 6g，僵蚕 6g，丝瓜络 10g，赤芍 6g，桃仁 6g，红花 3g，甘草 1.5。7 剂。

配合快针疗法：针刺大椎，双侧足三里、蠡沟、三阴交、大敦。

> **按语** 本患儿以运动功能障碍伴双足内翻为主要表现，肝主筋，肾主骨，肝肾精血亏虚，血不荣筋，故见双下肢无力、不能行走。久病成瘀，瘀阻络脉、关节，故双足内翻、不良于行。治当补益肝肾，强筋骨、利关节。

附：杂病验案

1. 长期发热

病案 1

顾××，女，15 岁。患儿持续低热 3 个月，曾于某军医医院住院治疗，经各方面检查未见任何病理变化，经西医治疗效果不佳，故来任老处就诊。

初诊：现每日低热，体温 37～37.2℃，多在下午发热，自诉心惊，气短，头晕无力，发热前有冷感，发热后汗出，汗出热退。精神、食欲一般，二便正常,月经正常,舌苔白,脉数。

【诊断】发热

【辨证】少阳疟证

【治则】开达膜原,辟秽化浊

【处方】柴胡6g,常山6g,莱菔子6g,槟榔9g,乌梅9g,木香3g,乌药6g,枳实6g,青皮6g,六曲9g,熟大黄4.5g,甘草0.9g。3剂。

配合针刺疗法:针刺督脉在大椎周围的压痛点,手法用蜂刺法。

二诊:用药后仍发热,但头晕减轻,仍有寒热汗出,饮食一般,脉数,苔白。更方为:草果9g,常山6g,柴胡4.5g,黄芩9g,乌梅9g,木香4.5g,槟榔6g,薄荷叶6g,当归6g,川芎4.5g,香附6g,甘草0.9g。3剂。针刺方法同前。

三诊:热退,小腹微胀痛(将要来月经),脉缓,苔白。更方为当归6g,川芎4.5g,益母草6g,泽兰4.5g,乌药6g,木香4.5g,荷梗9g,六曲9g,杭白芍4.5g,甘草0.9g。2剂。停针。

本患儿前后共服药8剂,针刺2次,痊愈。随访1月余,无复发。

> **按语** 任老认为此病例寒热往来,定时发热恶寒,头目眩晕,证属少阳疟证,故用柴胡达原饮加减。方中柴胡和解少阳退热;常山、草果辛香辟秽化浊;柴胡配青皮、枳实升降气机;槟榔、熟大黄、莱菔子、六曲攻下破结,使邪速溃;恐其香燥之药伤阴,故佐以乌梅敛阴,共成开达膜原、辟秽化浊之剂。
>
> 另:督脉主一身之阳气。古人云:"通则不痛,不通则痛。"本患儿秽浊之气阻碍阳气运行,阳气不得升散,故大椎周围有压痛。针刺督脉压痛点,可起到补督脉,壮阳气,散结之功。阳气充足,阴霾自散。大椎为诸阳之会,针刺本穴可解表通阳,截疟,治头痛。

(病案2)

李××,男,9个月。1983年10月12日初诊。低热4月余,每日均有发热,体温37.5℃左右。曾于某儿童医院住院治疗,经各种理化检查均未发现异常,曾使用头孢、青霉素、利巴韦林等抗菌、抗病毒治疗,无明显效果,遂来就诊。现每日低热,夜间低热,体温 37.5℃ 左右,偶咳,形体消瘦,腹胀满,肚腹灼热,食少便调,舌淡,苔白厚腻,指纹紫。

【诊断】发热

【辨证】湿阻郁热

【治则】清热除湿

【处方】鲜芦根 6g,茅根 6g,杏仁 3g,紫苏子 6g,南山楂 6g,川贝 3g,黄芩 6g,栀子 3g,甘草 1.5g。3 剂。

10 月 15 日二诊,服药 2 剂后,患儿腹胀消,肚腹灼热消退,体温正常。更方为:党参 3g,茯苓 6g,陈皮 6g,白术 3g,连翘 3g,甘草 1.5g,木香 3g,焦麦芽 6g。3 剂。

10 月 18 日三诊。患儿体温正常,纳食渐增。

按语 患儿发病于暑月,中于暑热,暑热兼湿,直中中焦;又病久长期反复使用抗生素、抗病毒之剂,脾胃更伤,病久体虚,日久湿阻郁热。急则治其标,先清热燥湿,继之健脾益气以扶其正,则沉疴可起。

2. 头痛

病案

潘××,女,7 岁。1986 年 1 月 21 日初诊。头痛 2 年余,最初每月发作 2 次,上学后疼痛次数频繁,每日发作 1～2 次,发作时疼痛难忍,伴呕吐。疼痛发作部位在眉棱骨近眉梢处,不晕,大便干,苔白,脉沉数。曾于某医院经多种检查后,告知无实质性病变,考虑神经性头痛。

【诊断】头痛

【辨证】风痰阻窍

【治则】祛风开窍,通络止痛

【处方】羌活 6g,川芎 10g,细辛 1.5g,菊花 10g,桑叶 10g,黄芩 6g,木香 6g,白芷 6g,竹茹 6g,熟大黄 6g,甘草 1.5g。7 剂。

配合针刺法:风池双侧,风府、大椎(雀啄法)。每日一次。

1月29日复诊,仍头痛,一周2次,但头痛程度减轻,每次持续时间1～2小时,伴呕吐,舌淡红,苔薄白。原方去木香、大黄、竹茹,川芎减为6g,白芷减为3g,桑叶减为3g。继续服用7剂,针刺手法同前。

2日26日复诊,头痛好转,持续时间减少,发作时不伴呕吐。舌淡苔白,脉弦数。更方为:川芎6g,羌活6g,白芷3g,菊花6g,黄芩6g,枳壳10g,桑叶6g,神曲10g,麦芽6g,甘草3g。7剂。

5月28日复诊,服药后头痛次数明显减少,2个月内只发作2次。发作时持续时间短暂。

按语 细辛量还可以加大,对神经性头痛效果好。

3. 脱发

病案

李××,女,18岁。1984年10月29日初诊。脱发半余年,胁肋胀痛,头晕,夜寐可,月经调,有瘀块,腰膝酸软,舌有瘀斑,苔薄,脉数。

【诊断】脱发

【辨证】血热

【治则】清热凉血,活血化瘀

【处方】生地10g,牡丹皮10g,花粉10g,黄芩6g,栀子6g,当归尾10g,红花10g,赤芍6g,木通10g,滑石10g,甘草3g。7剂。嘱禁食辛辣。配合鲜姜净头皮。

11月5日复诊,脱发程度较前缓解,原方加地龙6g,继续巩固治疗。

按语 发为血之余,故中国医学认为脱发大多是血虚的问题。任老认为少年头发早脱,大多是因为血瘀、血热的原因。血热生风,风热随气上窜头顶,毛根得不到阴血滋养,头发会突然脱落,其中以女性最为明显。

此外,对于小儿秃疮,任老自拟小儿秃疮方,专治各种秃疮。方用白丁香(即鸟粪)20g微炒为末,麻油调匀,敷于头皮局部。本方具有清热解毒之功效。

4.斜视

病案

戴××，女，1岁半。1986年4月16日初诊。患儿自6个月起双眼斜视，即俗称斗鸡眼。大便干燥，小便赤，舌尖红，苔薄黄，指纹紫。

【诊断】斜视

【辨证】肝火旺

【治则】清肝火

【处方】黄芩6g，柴胡3g，龙胆草6g，木贼草6g，菊花6g，望月砂6g，钩藤6g，甘草1.5g。7剂。

配合针刺：风池、大椎、太阳、鱼尾（双侧）。每日一次。

4月23日复诊，服药治疗后对目减轻。继续原治疗方案。

5月14日对眼好转，左眼斜视基本纠正，右侧仍轻微斜视。原方减柴胡、黄芩，加青皮3g，蕤仁6g，决明子3g。针刺：风池、风府（双侧）、右侧瞳子髎、合谷。

7月15日复诊，仅右眼略斜。

　　按语　肝开窍于目，木火偏旺，则两目斜视，形成本病。治宜平肝火，养肝明目。任老用本方治疗各种斜视，疗效颇佳。

第三节　传染病

一、百日咳

1.概述

百日咳是现代医学的病名，相当于祖国医学的顿咳、天哮、鸬鹚咳，是小儿常见的传染病。本病严重危害小儿健康，并常发生在一岁以内小儿及体质娇弱小儿，引发窒息死亡。本病典型临床表现为阵发性痉挛性咳嗽，咳后有鸡鸣样回声，伴随呕吐痰涎、食物后咳嗽暂时缓解。

本病主要是出于感染百日咳杆菌引起,初期与普通感冒类似,经过 10 天左右进入痉咳期。痉咳期主要表现为阵发性剧烈咳嗽,咳时颜面潮红,颈间的青筋暴起,同时眼泪鼻涕并流,甚至有大小便失禁,咳嗽一声紧跟一声,咳后有鸡鸣样回勾,严重时潮红的颜面忽然转为青紫,面色难看,似呼吸将要停止,伴随喉中发出"嗷"的一声,患儿会呕吐出痰涎或乳食,此后咳嗽暂时停止,状如常人。类似发作每日轻则 3、5 次,重则 10 余次。患儿常常伴随颜面浮肿、舌系带溃烂等。因患儿病程长达 2、3 个月,故称为百日咳。

2. 辨证

祖国医学认为本病主要是风邪疫气由口鼻传入,首先犯肺,后传于肝脾,肝气上逆犯肺,肺金失司,引起阵阵痉咳,肝强脾弱则痰涎壅盛,频发呕吐。痉咳不已,血随气逆,上走空窍而目赤、咳血、鼻衄。疫火攻心则发神昏,引动肝风则见抽搐。

百日咳辨证主要是辨病期。

(1)初期:风邪疫气伤肺表,肺气失宣,症见鼻塞流涕,咳嗽不剧,低热或不发热,舌苔薄白,脉浮。此期大概 1 周左右,临床表现与普通感冒唯一差别在于咳嗽逐渐加重,昼轻夜重,不因普通止咳剂而缓解。

(2)痉咳期:发病 1 周后,疫邪入里,邪气夹痰交结气道,导致肺失肃降,肺气上逆。任老认为此期多因瘟疫之气侵袭肺卫,蕴郁气道不能透达外出,郁而化热,烁津灼液成痰,痰热裹结,阻于气道,壅塞不宣,肺气上逆而致,其病机关键是肺失宣肃,气逆上冲。症见呛咳气急,阵阵发作,咳后有鸡鸣样回勾,呕吐痰涎及乳食后咳嗽暂时平息。疫邪由肺传肝,肝经郁热、气火上逆,可见阵咳发作时面赤唇青,静脉怒张,涕泪俱出,颜面浮肿,鼻衄,甚至结膜出血,胸闷胁痛,舌质红,苔白腻或黄腻,脉弦滑数。肝逆必乘脾胃,故顿咳后必有呕恶、唇系带溃烂。本期持续 3～6 周,甚至 2 个月以上。一岁以内小儿在此期可发生一过性缺氧,有窒息危险。

(3)恢复期:痉挛性咳嗽发作次数减少,每次发作持续时间缩短,经 2、3 周时间临床症状消失。患儿因病程日久,肺气耗损,肺脾两虚,症见咳嗽无力,神疲乏力,气短懒言,自汗,纳呆,舌淡,苔白,脉细弱。

3. 施治

初期为疫邪犯肺,肺卫失和,治当疏风解表,宣肺止咳,宜桑菊饮、止嗽散等轻宣达表。风寒者,使用止嗽散加减;风热者,使用桑菊饮加减。

痉咳期,任老总结本期病机关键是肺失肃降,气逆上冲,针对这一病机,确定了肃降肺气,清热祛痰的治疗原则,创立了百茅汤。百茅汤药物组成包括:鲜白茅根、百部、旋覆花、代赭石、竹茹、桔梗、甘草、半夏、前胡。白茅根性味甘寒,入肺胃经,清热止咳;百部归肺经,润肺下气止咳,适用于各种咳嗽,二者共为君药,起清热润肺,降逆止咳之功。半夏辛开苦降,燥湿化痰;桔梗辛散苦泄,可宣开肺气,祛痰利气;前胡性味苦寒,降气化痰,适用于痰热阻肺,肺气失降。五药共为臣药,共奏清热祛痰止咳之效。旋覆花辛开苦降,降气化痰,平喘止咳,寒热均可;代赭石苦寒,重镇降逆,用于气喘咳逆,可降上逆之肺气而达到平喘之功;竹茹性味甘寒,清热化痰;三药为佐药,意在降肝、肺及胃之逆。甘草性平,祛痰止咳,用于痰多咳嗽,同时调和诸药,为使药。该方具有清热泻肺、豁痰降逆止咳的作用,临床使用中百部、旋覆花、代赭石、竹茹、桔梗、半夏、前胡用量一样,鲜白茅根用量较大,与百部用药比例为 5 : 1。原方疗效不佳时,应在原方基础上加炒莱菔子、紫苏子、槟榔以增加降逆之力。若痰中带血、衄血、眼球结膜充血者减半夏;口渴多饮者去半夏,茅根加倍;眼睑浮肿者加薄荷 3g;大便干燥者加大黄 3 ～ 6g;平素贪食者,加神曲、槟榔各 6g;伴有呕吐者加生姜 3 片。

恢复期证属肺脾气阴虚,治当补益肺脾,扶正祛邪。常用养阴清肺汤加减。

4. 验案

病案 1

周××,男,9 个月。1976 年 3 月 20 日初诊。顿咳十数日,夜重,咳后呕吐痰涎,胃纳欠佳,指纹紫,舌苔白,舌系带糜烂。血象:白细胞计数 21×10^9/L,淋巴细胞 0.62,中性粒细胞 0.38。

【诊断】百日咳

【辨证】痉咳期(疫毒犯肺,肺气上逆)

【治则】肃降肺气,清热祛痰

【处方】（百茅汤）白茅根 30g，百部 6g，旋覆花 6g，代赭石 6g，竹茹 6g，桔梗 6g，半夏 3g，前胡 3g，甘草 1.5g。6 剂。

3 月 27 日二诊。顿咳大减，呕吐止，指纹转为紫润。改为养阴清肺汤加减，连服 6 剂以善其后。

> **按语** 舌系带糜烂往往提示顿咳的诊断，它是由于顿咳、阵咳过程中反复摩擦导致。

病案 2

王××，女，1 岁。1986 年 6 月 11 日初诊。顿咳 1 月，夜咳重，痰多，咳后呕吐大量痰涎，眼睑浮肿，大便干，舌红，苔黄腻，脉数。血常规：白细胞计数 8.4×10⁹/L，中性粒细胞 0.37，淋巴细胞 0.63。

【诊断】百日咳

【辨证】痉咳期（疫毒犯肺，肺气上逆）

【治则】肃降肺气，清热祛痰

【处方】百部 6g，鲜茅根 30g，代赭石 6g，旋覆花 6g，竹茹 6g，半夏 6g，前胡 6g，甘草 3g，桔梗 6g，熟大黄 6g，薄荷 6g。7 剂。禁食肉、鱼、糖。

6 月 18 日二诊，咳嗽明显减轻，大便干燥，苔白，脉数。复查血常规示白细胞计数 9200×10⁶/L，中性粒细胞 52%，淋巴细胞 48%。原方更为茅根 15g，百部 6g，黄芩 6g，栀子 6g，川贝 3g，前胡 6g，神曲 10g，麦芽 6g，鸡内金 6g，甘草 3g。

> **按语** 钱乙创百部丸专治顿咳。任老认为百部最善止嗽。《药性论》"百部治肺家热，上气咳逆，主润益肺"，功专润肺止咳，无论新久咳嗽，皆可用之；白茅根清肺止咳、清胃止呕，《本草正义》指出白茅根"能清血分之热而不伤于燥，凉血而不虑其积瘀，以主吐衄呕血。泄火降逆，其效甚捷"，对于百日咳热伤肺络而致咯血者最宜。

二、痢疾

1. 概述

细菌性痢疾（简称菌痢）是由感染痢疾杆菌所引起的常见肠道传染病，临床以全身中毒症状、腹痛、腹泻、里急后重及排脓血样便等为主要表现。多流行于夏秋季节，以幼儿和学龄前儿童发病数最多。

本病相当于祖国医学中"血痢""肠澼"范畴。

2. 辨证

本病多由于夏秋季饮食不节，内伤饮食生冷，先伤脾胃，再因感受暑湿秽浊疫病之气，进一步损伤脾胃与肠而形成。本病的病位在肠，湿热疫毒蕴伏肠胃，肠络受伤，气血与邪搏结，化为脓血，成为湿热痢，而致痢下赤白（热重于湿者，则赤多白少；湿重于热者，则白多赤少）。

小儿痢疾急性期、病程短者，湿热痢居多，症见腹痛，里急后重，便下脓血，量少黏稠，肛门灼热，小便短赤，苔腻微黄，脉滑数。部分患儿由于外感表邪引起，兼有发热、恶寒、咽喉红肿等表证。若因恣食不洁饮食，湿邪夹滞蕴结肠胃致病者，常兼见脘腹胀满，恶心呕吐。若发病于暑热时节，暑热蕴结肠内致病者，常兼见饮食难进，恶心呕吐，神疲倦怠。

若病程缠绵，正虚邪恋，邪毒滞留于肠胃之间，脾气更虚，则成久痢，表现为时发时止，时轻时重，面白无力，食少神疲等一派虚象。久痢小儿辨治时需注意，因邪热日久，耗伤阴液，可见心烦、口干、潮热、体倦乏力症状；若痢下日久，脾胃气虚，可见恶心欲呕，不思饮食，乏力，消瘦；甚者患儿正气大虚，可见脱肛，面色萎黄，舌红少津。

任老提出久痢中有一种特殊情况即疹后痢。疹后痢发生于麻疹点疹已收时，但身热未退，大便胶黏，赤白相间，里急后重，日数十行。该病因麻疹热毒壅盛困迫大肠所致，但此时麻疹中气已衰，故疹后痢经常经久不愈。

任老提出小儿指纹的辨识对于小儿痢疾的诊断有很大意义：指纹上常常表现为一侧红、一侧紫；脉象表现为一侧大、一侧小。

3. 施治

小儿痢疾,证属湿热者,治宜清热燥湿,方用加味葛根芩连汤,常用药物包括葛根、滑石、白芍、黄芩、陈皮、黄连等。腹痛者,加木香 3g,或槟榔 4.5g;腹泻次数多者,熟大黄加倍。

若湿热痢治疗不及时,经久不愈成为湿热久痢或疹后痢疾,治宜清肠除湿,方用大黄黄连汤加减,常用药物包括大黄、黄连、红花、木通、滑石、煅石膏等。里急后重者,大黄加倍;小便短少而涩者,加木通 4.5g、滑石 4.5g;身热者,加金银花 10g;不思饮食者,加神曲 4.5g、麦芽 4.5g。

体虚久痢,宜涩肠止泻,使用久痢方加减,常用药物组成包括椿根皮 6g,滑石 6g,诃子 4.5g,陈皮 3g,白芍 3g,槟榔 3g,木香 1.5g,熟大黄 1.5g,甘草1.5g 等。胃纳不佳者,加神曲;里急后重者,熟大黄加倍。本方涩中有通,对于正气已虚、邪气未尽者适宜。

4. 验案

病案 1

王××,女,16 个月。1977 年 10 月 29 日初诊。患儿自 6 天前高热,体温最高 39.1℃,24 日曾化验大便,示大便黏稠,脓细胞满视野,红细胞镜下1~10 个。某医院诊断为"细菌性痢疾",经 5 日治疗效果不佳。故来我处就诊。现患儿烦躁,大便时啼哭,大便黏稠,日行 10 余次,肛门红肿,舌苔黄而微厚,指纹紫滞。大便常规结果与 24 日结果相同。

【诊断】菌痢

【辨证】湿热滞留肠间

【治则】清热燥湿

【处方】葛根 6g,滑石 6g,白芍 10g,黄芩 4.5g,陈皮 4.5g,黄连 3g,熟大黄 1.5g,甘草 1.5g。5 剂。

11 月 4 日二诊,患儿诸症皆除。大便化验正常。

> **按语**　本方具有清热燥湿,疏通胃肠的功效,常用于湿热痢急性期。方中芩连之苦以燥中焦之湿,寒以清胃肠之热,葛根鼓舞胃气,使之升腾,助黄连达到止泻之效。白芍、陈皮合用敛阴定痛,疏畅中焦气机以除腹中挛急之痛;滑石淡渗助黄芩、黄连祛除湿邪;大黄通肠涤胃,以泄湿热,属通因通用之意,本方用熟大黄取其和缓之意。

病案 2

窦××,女,14 个月。1977 年 11 月 28 日初诊。患儿腹泻半月余,经西药、中药治疗,效果不佳。现大便日行 4、5 次,有秽浊之味,肛门红,精神不振,纳食尚可,口渴喜饮,舌苔白厚,指纹紫滞。大便常规:红细胞镜下 5 ～ 6 个,白细胞镜下 8 ～ 10 个。

【诊断】菌痢

【辨证】湿热久痢

【治则】清肠除湿

【处方】大黄 1.5g,黄连 3g,红花 3g,木通 3g,滑石 3g,煅石膏 3g,甘草 1.5g。4 剂。

12 月 3 日二诊,腹泻止,大便常规正常。

> **按语**　方中用大黄、黄连、木通以清肠除湿。红花意在使肠中血络畅达,有利于肠中之脓排出,故有"活血则便脓自止"之说。疹后痢经久不愈,当属于久痢,中医认为"久痢宜止",故方中加煅石膏,旨在涩肠,和大黄黄连汤通用,属于标本兼治。

病案 3

王××,女,2 岁。1986 年 11 月 19 日初诊。腹泻 7、8 日,每日 5、6 次,里急下迫,泻下量少,大便下血,苔白,脉沉。11 月 18 日大便常规:稀便,红细胞镜下 0 ～ 1 个,脓细胞镜下 0 ～ 1 个。

【诊断】菌痢

【辨证】湿热伤络

【治则】清热凉血止痢

【处方】槐花炭 6g,侧柏叶 6g,炒荆芥 6g,木香 6g,槟榔 6g,青皮 3g,陈皮 6g,枳壳 6g,萸黄连 1.5g,甘草 3g,茅根炭 10g。3 剂。

11 月 22 日二诊,服药后症状减轻,便中血量减少。原方继服 3 剂后痊愈。

> **按语** 本患儿便血明显,故予以槐花炭、侧柏叶、茅根炭、炒荆芥以收敛止血、凉血。

三、猩红热

1. 概述

猩红热一证,为疫毒时邪所致,相当于祖国医学中的烂喉痧,临床以发热、咽喉红肿、疼痛、糜烂,全身泛发痧疹、颜色鲜红如涂丹为特征。

本病传染性强,病情传变迅速,可发生神昏、惊厥等险证,或合并痹症、水肿等疾病。

2. 辨证

本病是由于感染疫疠之邪而致。疫疠之邪自口鼻而入,热毒上攻于咽喉,则表现为咽喉红肿疼痛,甚至糜烂;疫毒之邪侵入肺胃,与肺胃之蕴热相合,则表现为发热、头痛、呕吐等症状;肺主皮毛,胃主肌肉,邪气发于肌表,则见猩红热疹;疫毒炽盛,内逼心营则舌质红绛,疹点红赤密集,精神萎靡等。

本病按温病卫气营血辨证。初期,疫毒之邪初犯肺卫,邪在卫分,症见发热恶寒,恶心呕吐,咽喉红肿疼痛,面赤唇红,舌红苔薄,脉浮数。极期,邪毒未解入里传入气分,阳明热盛,症见高热,汗出,气粗,口渴喜饮,面赤,咽喉疼痛,大便干燥,小便短赤,舌质红,苔黄厚而燥,脉洪数。邪毒化火,由气入营,症见热势鸱张,日晡尤甚,咽喉红肿糜烂,唇干口燥,烦躁不宁,大便秘结,小便短赤,肌肤色如涂丹,舌绛起刺,如草莓,脉洪大数。后期,热病伤阴,症见热退,疹渐消,咽喉红肿减轻,皮肤干燥,脱皮,舌红少苔,脉细数。

3. 施治

本病以清里发表、凉血化瘀为治疗原则。邪在卫分,治宜辛凉解表,清热解毒,用银翘散加减。咽喉肿痛明显者,加板蓝根、玄参;恶心呕吐者,加竹茹。

邪炽气营,治宜清热解毒,使用自拟经验方——猩红热方(猩红热方药物组成:金银花 10g、连翘 6g、黄芩 6g、滑石 6g、黑丑 6g、栀子 4.5g、紫花地丁 4.5g、甘草 4.5g、木通 3g、蒲公英 3g、大黄 3g)。猩红热方是任老治疗猩红热专方。因为猩红热主要病理表现为毒热炽盛,所以任老治疗猩红热主张重用清热解毒之品,方中用金银花、蒲公英、栀子、紫花地丁的目的在于使毒热内解,滑石、木通可使毒热自小便而清,黑丑、大黄可使毒热自大便而去,从而热清毒解,邪有出路。若偏于营分者,酌加清营凉血、透热转营之品,或用清瘟败毒饮加减。

后期治宜养阴生津,兼清余邪,常用沙参麦冬汤加减。

猩红热治疗切忌辛温发散,亦不可过用寒凉。邪炽气营者,严密观察病情变化,以免发生变证。

4. 验案

病案 1

井××,女,3 岁。1975 年 12 月 26 日初诊。患儿发热 4 天热势不退,咽痛不欲进食,今发热 39℃,咳嗽,时欲吐,纳呆,便燥溲黄,今身现疹点痒甚,颜色鲜红如涂丹,压之褪色,指纹深紫,舌苔中剥有刺,形如杨梅,舌唇色如牛肉。

【诊断】猩红热

【辨证】毒热炽盛

【治则】清热解毒

【处方】金银花 10g,连翘 6g,黄芩 6g,滑石 6g,黑丑 6g,栀子 4.5g,紫花地丁 4.5g,甘草 4.5g,木通 3g,蒲公英 3g,大黄 3g。

上述 4 剂,症状大减,继服 2 剂而愈。

按语 本方为任老治疗猩红热专方,临床随症加减。若咳嗽,加杏仁、浙贝母;呕吐,加竹茹;烦躁,加栀子;欲作惊厥者,加钩藤、羚羊角粉。

病案2

王××,男,12岁。1978年10月8日初诊。发热2日。现高热不退,体温39.8℃,头痛,咽喉疼痛,昨夜开始发现周身出现密集红疹,颜色鲜红,面赤,口唇周围苍白,大便秘结,小便短赤。查体:体温39.8℃,咽部充血,双侧扁桃体肿大,可见脓性分泌物。躯干布满充血性鸡皮样红色丘疹。舌质红绛,状如杨梅,脉洪大而数。

【诊断】猩红热

【辨证】热炽气营

【治则】清热解毒,透热转营

【处方】金银花10g,连翘6g,蒲公英6g,紫花地丁6g,栀子6g,板蓝根10g,牡丹皮6g,赤芍6g,大黄6g,荆芥6g,甘草3g。3剂。

10月12日二诊,热势渐退,咽痛缓解,皮疹较前消退。原方继服4剂,巩固疗效。

按语 本证气营两燔,营分受累,故予以赤芍、牡丹皮清热凉血。

四、麻疹

1. 概述

麻疹是小儿急性传染病,主要是感染麻疹病毒引起的发疹性热病。多发生于1～5岁小儿,临床以发热、咳嗽、流涕、泪水汪汪、目赤畏光、口腔麻疹黏膜斑、皮肤按序出现红色斑丘疹为特征。

自国家实行麻疹疫苗接种后,麻疹的发病率大幅度下降。但是近年麻疹的发病率又出现小幅度上升,甚至在局部范围形成小流行。故仍值得临床医师重视。

2. 辨证

本病病因是感受麻毒时邪,病机是麻毒侵袭肺卫,郁于肌肉而外达皮毛。其临床过程可分为初热期、见形期、收没期3个阶段,常归纳为"热3天,出3天,回3天"。

麻毒时邪属于阳毒,蕴蓄于肺脾(胃)二经,五脏皆有病症而肺经受累尤重。肺有郁火则咳;肺火循经上攻于喉则喉痛;肺气郁闭,则咳喘;肺热下移大肠则腹痛泄泻或便秘。故云"先发于阳,后归于阴","脏腑皆有病症,肺经见病独多"。

一般来说,本病护理得当,小儿身体壮实,麻毒按期由内向外透发,可不药而愈。若小儿体禀不足,正气不能托毒外出,疹毒内陷;或毒邪深重,麻毒闭肺攻喉,可出现变证、危证。

故麻疹辨治过程中,主要是辨顺逆。顺证麻疹于发热2~3日,皮疹自头面、颈部开始布发,次及胸背、四肢,最后手足心、鼻准。疹点匀净,色泽红活。期间患儿神志清楚,饮食如常,虽有咳嗽,而咳声清爽。皮疹在3天内透发结束,逐渐隐没,热退咳减,渐趋康复。逆证麻疹的辨识首先表现在皮疹透发不畅。例如麻疹当出不出、疹出时隐时现、疹出不透或皮疹暴收;疹色不润泽,或者疹色紫暗;疹出无序,或手足心不见皮疹。期间患儿精神烦躁,抽搐;或声音嘶哑,咳嗽气促,喘息。

此外有几种特殊表现临床需要注意。患儿身红而疹形不均,成斑块状、片状,谓之"云片疹";疹出后,颜色紫暗,甚至在额部可见白点;疹形有角、棱,谓之牛皮疹,此三者属于温毒疹,为热毒炽盛之象,往往容易出现变证。若疹出之前双目畏光羞明更甚,不易睁开,倦怠,多睡,时有不安,呼吸较促,肌肉发紧,热势甚高;疹出后,疹点细小,红紫不一,粒粒坚老,谓之"米缝疹",这种疹毒最易内陷闭肺,出现险证。

3. 施治

任老认为麻疹的治疗关键在于"透疹",即采用轻宣透表药物以疏风宣肺,使疹毒外透,因势利导,引邪从肌表而出。

初热期治宜清凉透表为主,疹毒非热不能透发,身当微微汗出,有汗则皮肤通畅疹邪易出,故不可过用寒凉解热;亦不可过用辛温发散,以免助阳邪上攻。常用银翘散加浮萍、葛根、升麻、桔梗等轻宣之品。若咳嗽突出者亦叫桑菊饮加减。

见形期是本病的极期,属邪毒热盛,应清热解毒,兼以透表凉血。方用升麻葛根汤加生地、大青叶、栀子、牡丹皮、茅根、芦根等。若症见躁扰不宁、惊啼不安或惊厥抽搐者,属热盛扰动肝风,加羚羊角粉、钩藤等以清热熄风。麻疹之毒无热不出,非热不透疹,故慎用大苦、大寒之剂,以免热虽退,而疹毒不出。

收没期患儿体温逐渐下降,皮肤脱屑,气阴两伤,治宜益气养阴,调和脾胃,可用沙参麦冬汤加减。

4. 验案

病案 1

宋××,女,1岁。1985年1月5日初诊。患儿发热3日,高热,体温最高40℃,麻相,咳嗽气粗,口渴引饮,烦躁不安,大便溏稀,小便短赤,纳差,皮疹乍隐乍现,舌红,苔薄白,指纹浮出气关。

【诊断】麻疹

【辨证】麻毒犯肺

【治则】宣表透毒

【处方】桑叶6g,金银花3g,连翘6g,牛蒡子3g,荆芥6g,枳壳6g,杏仁3g,浙贝母3g,薄荷3g,焦山楂6g,甘草1.5g。2剂。嘱鲜茅根煮水饮。

1月7日二诊,仍高热,但麻疹已出,手足心未见皮疹,疹色不红润。咳嗽未见加重,喉中痰鸣。原方去薄荷、牛蒡子、荆芥、枳壳,加橘红6g、半夏6g。2剂。

1月9日三诊,皮疹已出齐,热度逐渐下降。咳嗽声缓,气息渐平,仍喉中痰鸣,纳差,舌红,苔薄黄,指纹紫,大便溏。处方更为:橘红6g,半夏6g,炒莱菔子6g,焦麦芽6g,焦神曲6g,枳壳6g,茯苓6g,紫苏子6g,白茅根10g,百部6g,甘草1.5g。3剂后复诊,胸背皮疹逐渐收没,偶咳,痰鸣,纳食渐增。原方继服3剂后愈。

按语　患儿初诊时为麻疹欲出之时,当以银翘散和桑菊饮加减以辛凉透表,佐以辛而微温之荆芥,助患儿邪随汗出。

五、水痘

1. 概述

水痘是一种发疹性传染病,临床以发热、皮疹为主要表现。其发热一般热势不高,持续 1～2 日;其皮疹表现为皮肤出现红色丘疹,先见于头面,继而躯干,四肢皮疹较少,随着病程发展,丘疹很快变为椭圆形疱疹,大小不等,周边发红,疱疹水液清澈,皮薄易破,破溃后可有瘙痒感,疱疹破溃后很快结痂,使皮肤呈现丘疹、疱疹、干痂同时存在的“三代同堂”的情况。1 周左右所有的疱疹渐干成痂。

2. 辨证

水痘是由于感受风热实邪,内有湿热蕴结,留于肺脾,发于肌表皮肤而致。

本病临床辨治,主要辨轻重。轻症,邪在卫表,症见发热、鼻塞流涕、偶咳、舌苔薄黄,脉浮数;邪入肺脾与内湿相搏,发于肌肤,可见痘疹,一般轻症痘疹疹色红润,疱浆清亮。重症水痘,邪毒内犯,不能外达,里热炽盛,症见壮热,烦渴,唇红面赤,口舌生疮,小便短赤,痘疹紫暗、疱浆混浊,舌红苔黄,脉洪数。

3. 施治

祖国医学认为水痘为外感时邪病毒所致,传染性颇强,该病一应透发,一应清解。任老根据多年临床经验自拟加味桔梗甘草汤和金贝汤分别用于水痘轻症、重症的治疗。

轻症水痘,邪在卫表,治宜疏风清热、解毒利湿,方用加味桔梗甘草汤。加味桔梗甘草汤药物组成包括:桔梗 6g、连翘 6g、甘草 3g、僵蚕 3g、木通 3g、牛子 3g、生地 3g、南山楂 3～4.5g、红花 1.5g。本方为治疗水痘的专方,也可在种牛痘浆出不畅时用之催浆,用本方催浆时,加白芷 4.5g。加味桔梗甘草汤解痘毒之力颇强,又兼有透发之力,用于水痘中期史宜。方中连翘、木通、生地黄意在清解痘毒;桔梗、僵蚕、牛子、南山楂意在清解而兼宣发;红花则通血脉以助上药宣发之力。本方临床运用效果显著。白芷提浆拔脓之力最强,所以种牛痘后如果灌浆不满意者,加白芷有助于牛痘灌浆。

重症水痘系热毒炽盛入里,或水痘又兼湿疹疮毒,或水痘由于热毒内闭而致痘倒陷,治宜清热解毒,泄火活血,方用金贝汤加减,金贝汤药物组成包括:金银花 6g、土贝母 4.5g、连翘 4.5g、菊花 3g、牛子 3g、红花 3g、紫草 3g、木通 3g、生地 3g、甘草 1.5g。本方具有清热解毒,活血消肿之功,其与加味桔梗甘草汤之不同在于,加味桔梗甘草汤清解而兼宣发,用于水痘中期,金贝汤重在清热解毒,用于水痘热毒甚剧之时。临床注意牛痘灌浆前勿服金贝汤。

疹后翳是指部分患儿由于痘疹毒热上攻于目,导致目生翳障,而不能视物者,任老自拟退翳汤,疗效颇佳;此种情况也可发生于麻疹病程中。退翳汤的组成包括:金银花 10g,赤芍 6g,木贼草 6g,羌活 6g,夜明砂 6g,望月砂 6g,大黄 3g。若热甚者,羚羊粉 0.3g 冲服。在临床使用中,病在左眼者,任老喜加青皮,病在右眼加陈皮,两眼同病者,加青、陈皮。在服用上方同时,每天使用蝉蜕、绿豆皮共研为粉末,每日服 1.5g,白水送下。本方具有解毒退翳功效,除用于小儿疹后翳外,成人之角膜云翳也可用本方治愈。

4. 验案

病案 1

秦××,男,5 岁。1986 年 2 月 19 日初诊。腹痛 4 日余,阵发性上腹痛,纳可,大便调,舌红苔白,脉数。6 天前出水痘。现水痘已结痂。

【诊断】水痘

【辨证】毒火未尽

【治则】清热解毒

【处方】桔梗 6g,甘草 3g,僵蚕 6g,木通 6g,连翘 6g,红花 3g,牛子 3g,生地黄 6g,竹叶 1.5g。3 剂。

2 月 23 日二诊,服用药物 2 剂后未再诉腹痛。原方继服 2 剂。

> **按语**　水痘是感受风热时邪,内有湿热,内外交蒸,一部分发于肌表而见痘疹;毒火未尽,不得完全透发,滞留于肺脾,壅滞气机,肠腹不通而致腹痛。故而用加味桔梗甘草汤继续清热解毒,扫清余邪。

病案 2

宋××,男,16 岁。1986 年 6 月 24 日初诊。患儿于今年 3 月 4 日诊断"病毒性心肌炎"。近 1 周发现左侧腰背部出现成簇疱疹,有脓痂,红赤肿胀,剧痛难忍,舌红,苔薄黄,脉数。

【诊断】带状疱疹

【辨证】湿热下注

【治则】清热解毒利湿

【处方】熟大黄 6g,川芎 6g,滑石 10g,黑丑 6g,黄芩 6g,黄柏 6g,槟榔 6g,连翘 6g,赤芍 6g,枳壳 6g,薄荷 6g,甘草 1.5g。7 剂。

配合外治:于水疱处用梅花针点刺三针致疱破出血。结痂后用生铁落调醋外敷患处。

7 月 2 日二诊,上外敷药后(上药 2 天后),疱疹结痂脱落,疼痛明显缓解,大便调。继用原治疗方案至疱疹完全脱落。

> **按语**　带状疱疹又称为蛇串疮,缠腰火丹。病变局部疼痛剧烈难忍,痛苦非常。一般任老常用梅花针点刺疱疹及周边皮肤,以刺破疱疹,使疱内液体流出,病变边缘皮肤变赤为度。

病案 3

张××,女,1 岁半。1977 年 12 月 24 日初诊。患儿发热 2 天,继而发汗,并于头面、全身以及口腔颊黏膜出现小水疱,疱液晶莹清亮,纳可,二便调,舌红苔薄黄,指纹紫。

【诊断】水痘

【辨证】邪侵肺脾

【治则】清热利湿解毒

【处方】桔梗 6g,连翘 6g,甘草 3g,僵蚕 3g,木通 3g,牛子 3g,生地 3g,

南山楂 3g,红花 1.5g。3 剂而愈。

> **按语** 本证系水痘轻症,治宜清热利湿解毒。若痘疹透发不畅者,可加蝉蜕、紫草。

病案 4

赵××,男,6 岁半。1977 年 12 月 21 日初诊。患儿水痘出完后,云翳攀睛,近来视力减退,经多方治疗疗效不佳,现除视力减退外,其他正常,脉数苔白。

【诊断】疹后翳

【辨证】疹毒上攻于目

【治则】解毒退翳

【处方】金银花 10g,赤芍 6g,木贼草 6g,羌活 6g,夜明砂 6g,望月砂 6g,大黄 3g。服用上方 6 剂,视力大有进步,服 20 剂后云翳消退。

六、肝炎

1. 概述

病毒性肝炎是由肝炎病毒引起的导致以肝脏损伤为主的传染病,是儿童常见传染病之一。病毒性肝炎的主要表现是黄疸及消化道症状,但无黄疸型仅有某些肝功能检查项目的异常,临床可见黄疸或有或无,食欲减退,恶心,脘腹胀满,疲乏倦怠,肝脏肿大,肝功能损害等。

祖国医学对病毒性肝炎的认识,有黄疸者属于黄疸范畴,有阳黄、阴黄、急黄之分;无黄疸者,归为胁痛的范畴论述。

2. 辨证

中医认为本病的病因主要是湿热邪毒,湿热内蕴,脾胃受病,运化失职,熏蒸肝胆,肝胆失于疏泄,气机不利而发病。任老辨治本病主要辨病期,辨虚实。根据黄疸的有无将疾病分为初期、中期、后期。急性期以邪实为主,初期湿热内蕴脾胃;中期湿热熏蒸,肝失疏泄;恢复期虚实夹杂,气滞血瘀。

小儿急性传染性黄疸型肝炎初期感受湿热邪毒,湿热内蕴脾胃,症见发热,精神不振,呕吐,不思饮食等。其症状与感冒极似,应注意鉴别。二者虽都有发热,但感冒尚有咳嗽、鼻塞、流涕、喷嚏、头痛、有汗或无汗、脉浮苔白等。而黄疸初期在未出现黄疸之前,除发热外,无咳嗽等症状,而以呕吐、不思饮食、嗜睡无力、头晕、大便燥结、溲赤、肝区疼痛、苔腻、脉弦为主要表现。

肝炎中期湿热熏蒸,脾胃肝胆受病,气机不利,脾胃失于运化,肝胆失于疏泄,胆汁外溢,症见面目及全身黄疸,黄色鲜明如橘,烦热口渴,恶心呕吐,脘腹胀闷,身倦乏力,纳呆食少,便秘尿黄,舌红苔黄腻,脉弦数。任老认为小儿肝炎以阳黄者居多。

肝炎后期,肝炎症状消失后,但肝功能化验仍不正常者,或肝脏仍肿大,或早期肝硬化者,此期类似祖国医学中的癥瘕,是由于气滞血瘀而来。症见面色晦暗不华,形体消瘦,午后烦热,手足心热,口苦口干,胁下痞块胀痛,舌质紫暗或有瘀斑,脉弦细而涩。

3. 施治

初期黄疸未见,湿热困脾,治宜清热利湿,宜采用藿佩竹豆汤,常用药物包括藿香10g,佩兰6g,竹茹6g,金银花6g,连翘6g,豆卷4.5g,甘草1.5g。适用于肝炎早期症状或怀疑急性传染性黄疸型肝炎者。若发热汗多者,藿香减半;不进食者,加神曲10g,麦芽10g;呕吐甚者,加倍竹茹;二、三日不大便者,加大黄5g;小便短赤者,加竹叶3g,灯心草3g。

中期黄疸已现,湿热熏蒸肝胆脾胃,气机不利,治宜清热解毒,利湿退黄,采用加味茵陈蒿汤,药物组成包括茵陈10g,金银花6g,连翘6g,竹茹6g,滑石6g,神曲6g,槟榔6g,栀子5g,木通5g,大黄3g,胡黄连3g,元胡3g,甘草1.5g。本方以《伤寒论》茵陈蒿汤为基础清热利湿,方用滑石、木通助茵陈清热利湿,使邪从小便而解;用金银花、连翘、胡黄连助栀子、大黄通行三焦,导邪下行;竹茹、神曲旨在降逆化滞;元胡、甘草功在缓肝痛。若无胡黄连可用青黛代替。呕吐甚者,减木通改竹茹为10g;腹痛剧者改元胡为6g,槟榔为10g;食少腹胀者改神曲为15g,槟榔15g;汗多身痒者,茵陈减至3g;烦热急躁等肝热症状明显者,栀子、胡黄连加倍;小便短赤而深黄者,滑石、木通加倍;大便溏者,去大黄,加薏米6g。本方具有清热、利湿、解毒之功,必须在出现明显阳黄性质的黄疸时使用。

肝炎后期,肝气郁结日久致气滞血瘀,治宜活血化瘀,采用鳖甲汤,常用药物包括鳖甲 6g,地肤皮 6g,水红花子 6g,三棱 1.5g,莪术 1.5g,甘草 1.5g,丹参 3g,槟榔 6g,大黄 3g,赤芍 3g。肝区疼痛者,加元胡 3g,备用赤芍、三棱、莪术;腹部胀硬,小便少者,水红花子、槟榔、地肤皮可用至 10g;食少大便干燥者,加神曲 10g,倍用大黄,减甘草;兼身疲者,倍用鳖甲;寒热往来者,加柴胡 3g,白芍 6g。若无水红花子可倍用赤芍、丹参、槟榔。

任老认为活血化瘀的药物使用对于肝脏肿大回缩、恢复肝功能均有裨益,故在肝炎恢复期极重视活血药物的应用,尤其是急性传染性黄疸型肝炎的黄疸消退后专事活血化瘀。方中往往用大队活血药物:鳖甲、三棱、莪术、丹参、水红花子以软坚散结;三棱、莪术又为血中气药。

此外,由于在肝炎恢复期,小儿脾胃更显不足,任老在此阶段很注意配合健脾和胃药物,如白术、鸡内金、莱菔子等。

4. 验案

袁××,女,3 个月。1983 年 3 月 26 日初诊。发黄一周,尿黄,便黄,腹胀,腹壁静脉曲张,时有进食呛奶,舌红,苔白,纹紫。查体:呼吸稍促,皮肤轻到中度黄疸,腹胀,肝肋下 4cm,质韧,脾肋下 2cm,巩膜黄染。实验室检查:血常规示白细胞 15.4×10^9/L,中性粒细胞 0.2,淋巴细胞 0.78,单核细胞 0.02,血小板 18.6×10^9/L,血红蛋白 85g/L。肝功能 SGPT 55U/L, TTT 5.8U,直接胆红素 119.7μmol/L,间接胆红素 17.1μmol/L,总蛋白 69.3g/L,白蛋白 38g/L,球蛋白 31.3g/L。尿胆红质(+),尿胆原及尿胆素阴性。

【诊断】婴儿肝炎综合征(胎黄)

【辨证】湿热熏蒸肝胆

【治则】清热解毒,利胆退黄

【处方】茵陈 6g,熟大黄 3g,金银花 6g,栀子 6g,连翘 6g,桃仁 3g,赤芍 3g,神曲 6g,甘草 3g。7 剂。

4 月 2 日二诊,目黄,身及小便黄均渐退,腹胀渐消,纳呆,服药后,面及周身有出血点,纹紫,苔白。上方继服 7 剂。

4 月 9 日三诊,病情好转,皮肤黄染已消退,纳食增,二便调,指纹紫,苔白,肝肋下 2cm,巩膜轻度黄染。更方为:茵陈 6g,栀子 3g,金银花 6g,连翘 3g,木通 3g,滑石 6g,神曲 6g,甘草 1.5g。6 剂。

4 月 16 日因感冒就诊,不黄。

> **按语**　任老治疗小儿肝炎,重视活血化瘀药物的使用。本案属于阳黄,湿热型,湿重于热,予以加味茵陈蒿汤利胆退黄,兼以桃仁、赤芍活血化瘀。

病案 2

张××,女,4 岁半。1985 年 12 月 31 日初诊。12 月 5 日因"黄疸"于某传染病医院诊断为"病毒性肝炎",查尿便常规:正常。肝功能示:SGPT 766U/L,TTT 正常,HBsAg 阴性。现黄疸已消退,近半月腹胀,腹痛,乏力,纳呆,时有呃逆,大便调,苔白,脉沉。查体:肝肋下 2 指。化验:SGPT 210U/L,HBsAg(+)。

【诊断】病毒性肝炎

【辨证】脾失健运

【治则】运脾和胃

【处方】炒莱菔子 6g,陈皮 6g,白芍 6g,枳壳 6g,神曲 10g,鸡内金 6g,藿香 6g,南山楂 6g,大腹皮 6g,甘草 1.5g,生姜 1 片。5 剂。

1986 年 1 月 7 日二诊,腹胀,呃逆,腹痛消失,行走时间长则乏力,纳食增,大便调,脉沉,苔白滑。原方去白芍、枳壳、藿香、生姜,加半夏 3g,麦芽 6g,茯苓 6g,槟榔 6g,木香 3g,大枣 1 枚。继服 10 剂,后未再反复。

> **按语**　任老本案是肝炎恢复期,脾胃大伤,湿浊内生,故以健运脾胃,恢复脾胃功能为主。加白芍、甘草柔肝止痛。

病案 3

吴××,男,9 岁。1977 年 2 月 25 日初诊。患儿发热,尿黄,恶心呕吐,大便不爽,肝区疼痛,舌苔白,脉象弦数。查体:肝脏增大,肋下3cm,脾正常。尿常规:胆红质、尿胆素强阳性,尿胆原阴性。

【诊断】急性传染性黄疸型肝炎(阳黄)

【辨证】脾胃湿热

【治则】清利肝胆湿热

【处方】茵陈10g,金银花10g,六神曲10g,栀子5g,大黄5g,胡黄连5g,连翘3g,滑石3g,木通3g,甘草1.5g。6剂。

3月2日二诊,前症大减,脉象弦数,苔白,触诊肝脏肋下2.5cm,脾正常。再用:茵陈6g,大青叶6g,板蓝根6g,木通6g,茯苓6g,六神曲10g,金银花10g,滑石10g,栀子5g,熟大黄3g,甘草1.5g。7剂。

3月10日三诊,饮食大增,二便正常,精神倍佳,脉微弦,苔白黄,触诊肝脾正常。以上方为基础,略有加减,继服6剂后患儿无不适,精神佳,尿常规正常。改用保和散善后。

按语　肝炎在早期、中期大量使用苦寒渗利药物,容易损伤脾胃,故恢复期健运脾胃功能以善其后是关键。

七、婴儿瘫

1. 概述

婴儿瘫是由于感染脊髓灰质炎病毒后引起的以肢体萎废不用为临床特征的疾病,属于痿证范畴。多发生于夏秋季。本病初期发热,继则出现肢体萎软,肌肉迟缓和萎缩,后期常常遗留骨骼畸形,终身残疾,对儿童危害很大。

目前由于脊髓灰质炎病毒疫苗的全面接种,本病在临床已经很少见到。但是由于其他原因引起小儿肢体萎废不用、口眼㖞斜等疾病在儿科临床仍然比较常见,其治疗可参照本病治疗。

2. 辨证

任老认为本病系由感受外邪,由口鼻吸入病毒之后,随气血运行,损伤络脉,络脉受损后,气血不能正常通过而致。《内经》云"气为血帅",气行则血行,气滞则血瘀。气血受阻不得疏通经络,失其营养,患侧逐渐肌肉萎缩,温度下降,肌肉骨骼久失其养,则骨骼畸形,致终身残疾。

本病临床预后及病情轻重差异极大。病情初期,时行疫邪由口鼻侵入肺胃,流窜经络,症见发热,食欲不振,或呕吐、腹泻、咳嗽,咽红,舌苔薄白,脉濡数,状似感冒。少数患儿可自诉四肢肌肉酸软疼痛,需引起临床医生注意。瘫痪之初,疫邪侵扰经络,经气运行不畅,气血失于调和,症见肢体疼痛,或沉重酸痛,肌肉挛急,不能转侧。后期,患处经脉闭塞,失于气血濡养,症见肌肉萎缩,骨骼畸形,或脊柱歪斜。

患儿临床表现与病邪中病位置亦相关。病中于上,则颜面麻痹,或左或右。例如,病中于左侧,则出现口眼向右侧倾斜,目开合失灵,鼻孔流涕,嗅觉失灵,口角流涎,食物咀嚼不便,造成口眼㖞斜后遗症。病毒中于上肢,不能上举转动,手臂失灵,不能屈曲或不能摄物,久则筋骨挛直、肌肉萎缩。病毒中于下肢,一侧或两侧不等,一侧者多见,下肢萎软无力,不能站立,肌肉逐渐萎缩,久则骨骼畸形。

少数患儿毒邪不得透达,熏灼肺胃,横窜厥阴,风火相煽,此为重症病例。症见嗜睡,甚至昏迷,抽搐等凶险证候。

3. 施治

本病以疏风活络、通经活血、化瘀散结、健脾益肾为治疗原则。瘫痪初期,四肢麻痹者,治宜祛风通络,清热解毒,选用独活寄生汤加减,药物组成包括独活、桑寄生、秦艽、防风、牛膝、当归尾、桂枝、赤芍、香附、红花、甘草、木通、木瓜。独活、桑寄生、秦艽疏风止痛,利关节;牛膝引药下行,通经活血;木瓜入肝经而通筋脉;当归尾、赤芍、红花、香附活血通经络止痛;木通降火利尿通经;甘草调和诸药而解百毒。若仅仅表现为颜面麻痹、口眼㖞斜者,宜用牵正散加减,药物包括白附子、全蝎、白僵蚕等。

病久不愈,经脉闭塞,肌肉萎缩,骨骼畸形者,治宜搜风通络,补益肾脾,选用补阳还五汤加减,常用药物包括赤芍、川芎、当归尾、地龙、黄芪、桃仁、红花、熟地黄、牛膝、甘草;后期,以地黄丸加减,常用药物包括熟地黄、山药、山茱萸、茯苓、泽泻、虎骨、牛膝、黄芪、甘草;若气血亏虚明显者,宜补益气血,选用加味八珍汤加减,药物包括当归、川芎、白芍、熟地黄、人参、白术、茯苓、牛膝、木瓜、黄芪、甘草。

本病针刺治疗是关键。任老治疗婴儿瘫善用蜂刺法,即快针疗法。若颜面受累,口眼㖞斜者,取患侧阳白、四白、瞳子髎、耳门、颊车、地仓、人中、迎香、承浆、风池,取健侧合谷。若上肢萎废不用者,取患侧肩井、肩髃、肩外俞、曲池、外关、阳池、手随孔(经外奇穴,在养老穴旁侧)、合谷。若累及下肢者,取患侧阳陵泉、地机、蠡沟、三阴交、足三里、上巨墟、下巨墟、解溪、足随孔(经外奇穴,在昆仑穴旁侧)、承山、委中、环跳、八髎、长强。

4. 验案

病案 1

杨××,女,3 岁。1977 年 8 月 13 日初诊。自一周前开始发病,继而下肢瘫痪,于外院诊断"婴儿瘫"。现体温正常,双下肢瘫痪,左下肢严重,右侧稍轻,目前不能行走和站立,舌苔白,脉弦数。

【诊断】婴儿瘫

【辨证】邪侵经络

【治则】祛风通络

【处方】独活 6g,桑寄生 6g,威灵仙 3g,秦艽 6g,木瓜 4.5g,赤芍 6g,红花 4.5g,甘草 1.5g,牛膝 3g。3 剂。

配合针刺疗法:取下肢阳陵泉、地机、蠡沟、三阴交、足三里、上巨墟、下巨墟、解溪、足随孔、承山、委中、环跳、八髎、长强。每日针刺一次,共针刺 15 日痊愈。

按语 本病治疗方法最宜汤剂、针灸治疗联合用之,中药汤剂以疏风活血,通经活血,化瘀散结,健脾益肾;针刺治疗手法以蜂刺,快针治疗可使患儿少受痛苦,疗效显著。

八、痄腮

1. 概述

流行性腮腺炎,俗称大耳巴、蛤蟆瘟、痄腮,如合并颌下腺肿大者,又名之为大头瘟,本病系由腮腺炎病毒感染所致,临床以起病骤急,腮腺肿胀热痛为特征,一般体温不甚高,甚至可以不发热。预后一般良好,成人与青少年易并发睾丸炎,个别病例可并发脑膜炎。

2. 辨证

本病主要是因为外感风温疫毒之邪,由口鼻而入于肺卫,邪传少阳、阳明二经,肝胆之火与胃热夹湿痰阻于少阳、阳明之络,邪结两腮而发病。发病时两耳下漫肿,坚硬作痛。少阳胆经与厥阴肝经相表里,足厥阴肝经之脉环绕阴器,若热毒循经下窜,可并发睾丸肿痛;若温毒炽盛,邪限心营,可发生惊厥、昏迷。

痄腮临床辨证当辨轻重。轻症者,温毒在表,症见发热,恶寒,头痛,耳下颊腮肿胀酸痛,舌苔白或微黄,脉浮数。重者,热毒炽盛,蕴结入里,症见发热,烦躁,口渴,腮部肿痛,食欲不振,精神倦怠,咽喉肿痛,大便干燥,小便短赤,面赤唇红,舌红苔黄,脉滑数。

3. 治法

本病治疗,一般初期病情轻浅,邪在卫表,治宜辛凉解表、清热解毒,目的在于使温热之邪还从外解,不使之内传与湿痰相结合,则整个病程可望缩短。此时治疗得当,可使高热一剂即平,切忌过早从少阳三焦苦寒疏泄,以防引邪深入,使病程延长。常用药物包括板蓝根、牛蒡子、金银花、连翘、紫花地丁、荆芥、僵蚕、薄荷。如果初起即见壮热,证属阳明热盛,当表里同治,上方加生石膏;若呕吐者,加竹茹;颊腮部位肿痛明显者,加马勃。

若热毒蕴结入里者,治宜清热解毒、软坚散结,常用普济消毒饮加减,常用药物包括黄芩、黄连、陈皮、玄参、连翘、板蓝根、马勃、牛蒡子、薄荷、僵蚕、升麻、柴胡、桔梗等。

任老治疗本病主要是内外合治,在服用汤剂同时,配合外敷局部。选用鲜蒲公英捣烂外敷局部;或选用金黄膏外敷。

4.验案

病案1

宋××,男,7岁。1977年7月15日初诊。晨起发现左侧腮腺红肿热痛,张嘴困难,难以咀嚼,发热,体温39℃,口渴,头晕,恶心,舌红,苔薄黄,脉弦数。

【诊断】痄腮

【辨证】热毒炽盛

【治则】清热解毒,软坚散结

【处方】金银花6g,连翘6g,板蓝根15g,大青叶10g,黄芩6g,僵蚕6g,芦根20g,柴胡6g,甘草3g,熟大黄6g,栀子6g。3剂。饮食清淡,忌食酸辣食物。以金黄膏外敷肿胀腮腺,每日一次。

7月18日二诊,服药后1天半体温逐渐降至正常。腮肿消散不明显。原方加升麻3g、木通3g。3剂。

7月22日三诊。肿胀基本消退,大便可,纳差。原方去大青叶、熟大黄,更服3剂,巩固疗效。

按语 患儿系温热邪毒蕴结少阳、阳明二经,以柴胡、黄芩和解;阳明热盛,以栀子、熟大黄清泄阳明之热。

第四节 外治经验集萃

任老认为治病不可偏执一法,医者需临证灵活,内外兼施,达到济助相益的疗效。他根据《难经》"脏病止而不移,其病不离其处",以及前人外治经验,创立了很多外治方,并喜用小儿按摩推拿、艾灸、针刺治疗一些难治性疾病,取得了满意疗效。任老认为外治法是有利无弊的安全疗法,有直接纠偏的作用。凡病邪所结聚之处,贴膏药拔之,则病邪自出;病所经由之处,亦可用外治法截之,则病邪无妄行传变之虞。

一、针灸疗法

针刺治疗是祖国医学中一种操作方便、疗效显著的治疗手段，既可以单独施治，亦可以配合汤剂联合治疗。针刺疗法主要是指使用金属针具刺入人体腧穴，并进行一定的刺激手法，以调整机体的功能，提高机体的抗病能力，从而达到防治疾病的目的的治疗方法。

任老善于使用针刺治疗。然而考虑到孩子易动、爱哭闹的天性，加之小儿形气未充，脏腑娇嫩，临床主张采用对小儿施行速针刺激的方法治疗，从而避免留针时因孩子哭闹引起的弯针、滞针等情况。任老临床喜用针刺治疗遗尿、脑瘫、疳积、癫痫等疾病。

1. 脑瘫

脑瘫属于中医"五迟、五软"的范畴，单用中药很难达到预想的治疗效果。任老认为中医快针治疗小脑发育不良的脑瘫患儿的治疗效果明显优于大脑发育不全的患儿。任老认为脑瘫者多虚证，临床治疗多用补法。

（1）选穴：华佗夹脊穴、肩髃、肩髎、曲池、手三里、外关、合谷、支沟、环跳、髀关、伏兔、梁丘、足三里、风市、阳陵泉、悬钟、解溪、昆仑。任老治疗小儿脑瘫特色经验穴是"跟平穴"，本穴位于足跟大筋正中，平昆仑穴处，本穴主要针对足下垂的脑瘫患儿。除上述常规穴外，"阿是穴"是任老所用的另一重点经验穴。

（2）操作方法：一般临床实际操作中，根据临床症状表现，随证取穴，例如足软者，取华佗夹脊穴及下肢局部穴位，快针进针，力争轻、浅、快，行提插捻转补法，达到徐而疾则实为补的手法。

> **按语**　对于脑瘫小儿，任老除使用针刺治疗外，往往配合自拟经验方黑豆汤，功可补肝脾肾，强筋骨，缓解患儿肢体痉挛，改善智力。黑豆汤是任老治疗五软症的专方，药物组成包括黑豆 30 粒、茯苓 10g、泽泻 10g、山茱萸 6g、山药 10g、白芍 6g、火麻仁 3g、杜仲 3g、南山楂 10g、神曲 10g、胡桃肉 6g。服药期间，每日必食羊肉 100g。

2. 风痹

风痹是由于邪风中于络脉而病。《灵枢·寿夭刚柔篇》云："病在阳者命曰风,病在阴者命曰痹,阴阳俱病命曰风痹。"风痹患者由浅而深,周身经络逐渐加重,久则引起脏腑气血运行失灵,甚则造成死亡。

(1)取穴:外关、阳池、合谷、养老、鹤顶、犊鼻、膝眼、解溪、昆仑、委中、环跳、八髎。

(2)操作方法:按照受累部位,采用循经取穴,远穴与局部配合的选穴方法,行针手法以泻法为主。

病案

杨××,女,13岁。1979年6月12日初诊。发病前1周余自觉发热,周身四肢酸痛,乏力,日渐加重。2日前突然小便不畅,淋漓不舒。现已两昼夜小便不通,少腹膨胀如鼓,下肢瘫痪不能行动,痛苦异常,舌苔白,脉浮缓。

【诊断】风痹

【辨证】风邪阻络

【治则】祛风活络,通经利尿

【处方】独活 6g,桑寄生 6g,秦艽 10g,牛膝 10g,木瓜 10g,香附 10g,赤芍 10g,红花 6g,木通 6g,甘草 1.5g,当归尾 10g。3 剂。

配合针刺治疗:急则治其标。首先用泻法,针刺膀胱前中极穴,后令其家属抱患儿去厕所排尿。患儿当即排出大量尿液。返回诊室后继续予以针刺治疗。

上肢取穴:外关、阳池、合谷、养老。下肢取穴:鹤顶、犊鼻、膝眼、解溪、昆仑、委中、环跳、八髎。行针使用泻法,每日一次。经本次治疗后,患儿可由父母搀扶走出诊室。

6月13日取穴同前,行针后,患儿四肢逐渐好转。

6月19日复诊时诉一周未行大便,急取大肠俞穴,泻法针刺。行针后令其如厕并排下大量宿便。此后四肢疼痛减少,自觉有麻木感(此为向愈之征)。

针刺至麻木感消失后停针观察,通过3周随访,完全痊愈,无复发。本患儿共服药 3 剂。针刺 2 个月。

> **按语**　嘱其避免风寒,减劳碌,节饮食,防止其复发。

3. 遗尿

《素问·宣明五气篇》云:"膀胱不利为癃,膀胱不约为遗溺。"本病病机多为下元虚寒,膀胱失约。

(1)取穴:百会、关元、中极、三阴交。关元、中极有培补中气之效;三阴交补肾益阴。百会穴有升阳、举陷、益气功效。《会元针灸学》云:"百会者,五脏六腑奇经三阳百脉之所会。"百会穴配合三阴交可专治遗尿。

(2)操作方法:每日一次,施以中等刺激手法,使针感传至会阴部,然后迅速出针。

> **按语**　对于遗尿,可配合温灸、药物贴敷治疗。

4. 水疝

水疝多为劳倦后感受寒湿或湿热邪气而致阴寒内盛,水湿停留,或痰热郁滞足厥阴肝经,经脉不得疏利而致阴囊一侧或双侧肿大。

(1)取穴:双侧大敦、蠡沟、三阴交、足三里。大敦,体内肝经的温热水液由本穴外输体表;蠡沟,肝经之络穴,二穴为疝气的主要治疗穴位。足三里,全身强壮要穴之一,配合大敦、蠡沟可通经活络;三阴交,足三阴经之交会穴,配合大敦、蠡沟可治疝气。

(2)操作方法:用蜂刺法,不留针。临床根据寒热虚实,或补或泻。

> **按语**　任老治疗小儿疝气,除针刺上述穴位外,配合自拟之小儿水疝方则效果更佳。

5. 疳积

疳积主要是小儿饮食不节,喂养不当或久病缠绵损伤脾胃,以致气血津液亏耗,临床出现不思进食、面黄肌瘦、精神萎靡不振或烦躁易怒、毛发焦枯等一系列表现的脾胃病症。小儿按摩、针刺等外治法对本病疗效甚佳。

(1)取穴:四缝穴。四缝穴是经外奇穴,是三阴经所过之处,针刺之能促进胃的受纳,通畅百脉,调理脾胃。任老认为针刺四缝可促使气血旺盛,从而增强小儿的消化吸收功能。

(2)操作方法:每周一次,连续3周,以刺出黏液为有效。

> **按语** 疳证较重者,针刺后流出物为黏液,经过一段时间治疗,流出物由黏液转为黏液夹血或仅仅为血液者,提示疳积已消。

6. 头痛

头痛是小儿常见病,外感、内伤均可引起。因头为诸阳之会,五脏六腑之清阳皆会于此。本病病机为外感、内伤蒙蔽清阳,或瘀阻经络,发生头痛。任老认为"风为百病之长",风邪夹寒邪、热邪、湿邪,上扰清窍,阻遏经络,蒙蔽清阳,导致经络气血不畅是头痛发生的主因,故治头痛先治风,风灭痛自消。

(1)取穴:双侧风池、风府、大椎。大椎为阳脉之会,通调督脉;风府,系天部风气的重要生发之源;风池,乃风邪蓄积之所。针刺此三穴可散风熄风、通关开窍,专治各种头痛。

(2)操作方法:雀啄法。

另:任老善于用蜂刺法治疗小儿婴儿瘫,具体取穴及操作方法可参见该部分内容。

二、熏头囟

小婴儿尤其是新生儿因其形气未充,皮肤腠理疏松,藩篱不固,卫外不足,易于感受风邪而见感冒、咳嗽等症。感邪后往往因心肝不足,虚怯易惊,见睡卧不宁、抽搐等症。

小儿出生后头部有前后两个囟门,前囟门位于前发迹正中直上2寸,会前骨陷中。此年龄段小儿形气未充,脏腑娇嫩,不耐药物攻伐,兼之年幼服药困难,使用各种药物外敷脑部、囟门可减少肠道给药,避免药物的毒副作用,并能减少给药难度,大大提高小婴儿临床用药的依从性,是中医常用的外治法。早在明代,龚廷贤就在《万病回春》中指出,月内小儿"发搐鼻塞,乃风邪所致,以六君子汤加桔梗、细辛,子母俱服,更以葱七茎、生姜一片,擂细摊纸上合置掌中令热,急贴囟门",可达鼻通涕止之效。

"脑为元神之府",热气熏蒸囟门能够起到镇静安抚的作用;同时,"头为诸阳之会",熏蒸此处,对祛邪解热有很好的作用。小婴儿感受风寒之邪,风寒束表,症见发热而无汗;风寒犯肺,证见咳嗽、喘急、鼻塞、流清涕。治当发汗解表、宣肺平喘。

任老自拟熏头囟方专治1岁以内囟门未闭、风寒外感小儿,临床疗效显著。方用祁艾叶、荆芥穗、黑芝麻三种"药食同源"的药物,此三者均辛香而不走窜,"闻香治病",可达发汗、止喘之功,用于1岁以内囟门未闭、风寒外感小儿。

(1)药物剂量:祁艾叶6g、荆芥穗6g、黑芝麻6g。

(2)功效:发汗止喘。

(3)用法:将以上3味药物包好,放在滚开水中浸透,将水甩净,于患儿头囟熏之,药包与头囟需要间隔一定距离,以免烫伤小儿。凉后再继续用热水浸泡,反复熏之三五次,汗出后即可。熏后给患儿戴上薄单帽,使汗徐徐而出,则可使身热渐退,咳喘减轻。

(4)禁忌证:患儿头囟高起者,勿用本方,否则易致抽搐;患儿自汗或头身有汗者不可用。

> **按语**　熏头囟方适用于囟门未闭的小儿,1~2个月的小儿用之更佳。此方简便有效,通过熏头囟使腠开汗出,俾外感风寒之邪自毛窍而解。

三、温灸

灸法是针灸学中的疗法之一。它是以艾绒为主要材料,单用或与其他药物配合,做成各种艾条和艾柱,在人体的一定穴位或部位上点燃熏灼,给人体一种温热刺激,并通过经络系统调整气血阴阳达到防病治病的一种疗法。它可单独使用,又可与针刺同用,弥补针刺、药物的不足。《医学入门》云:"凡病药之不及,针之不到,必须灸之。"

艾草辛温,入肝、脾、肾经,可发出特有的芳香气味,具有理气活血、逐寒祛湿的作用。《本草纲目》言其有"纯阳之性","通十二经","灸能治百病"。点燃艾草后通过熏灼穴位,热量、药性透达穴位,可达到举陷温通的治疗目的。

灸法有很多种,任老常用隔姜灸、悬灸。隔姜灸,即在穴位上以 0.5cm 厚的姜片,用针刺若干小孔,将艾柱置于姜片之上点燃;或将艾绒捻成黄豆大小置于姜片之上点燃。至周围皮肤少有汗出、微红,或患儿诉有灼热感时,将艾柱移除。悬灸,即将艾条点燃,靠近穴位周围巡回烘之,待皮色转红或有烘热感为度。

任老善用艾灸治疗小儿遗尿、尿频、腹泻、慢性消化不良诸病。

1. 遗尿、尿频

小儿遗尿发病原因主要是先天体禀不足,素体虚弱,特别是肾气不足,下元虚冷,使膀胱功能失职,闭藏不固而致。而尿频主要是多由于先天不足,或后天失调,导致肺脾肾虚弱,气化不利,膀胱失约,致尿频数而短少不利。可见小儿遗尿、尿频的发病都与脾肾不足,膀胱失约有关,故临床中治疗取穴相同。

(1)常用穴位:关元、气海、神门、百会。

(2)功效:补肾固摄。

(3)操作方法:悬灸法,离皮肤 1 寸上下移动,各灸 5 ~ 7 分钟。每日一次,连续 1 周。中极穴,系膀胱之气结聚的部位,具有调节膀胱功能的作用,灸之可补肾益精,利膀胱,宣州都之气。关元穴,系足三阴、任脉之会,具有培补元气功效。神门,手少阴心经之穴位,灸之可补益心气。百会穴,五脏六腑奇经三阳百脉之所会,灸本穴可升阳举陷、益气固脱。

(4)禁忌证:若灸后起泡破溃者,禁食辛辣、鱼腥食物。因为此类食物可助湿化热,不利于皮肤恢复。皮肤过敏、高热,皮肤受损者不灸。

> **按语** 灸时应注意艾段距皮肤的距离,防止艾灰掉下烫伤皮肤,宜在施灸处以硬纸壳保护皮肤。

2. 泄泻

任老对于久泻或服药困难小儿喜用艾灸法。尤其是久泻不愈小儿,病久伤脾,渐成虚寒泻。此外,临床小儿单纯消化不良不配合服药者,也可采用此法。

（1）常用穴位:神阙、关元、中脘、天枢、止泻穴、足三里。

（2）功效:健运脾胃

（3）操作方法:隔姜灸。神阙穴,即脐中,灸之可温补元阳,健运脾胃,复苏固脱。足三里穴,系胃之合穴,灸之可健脾强胃益气。天枢穴,系大肠募穴,可调理肠道。止泻穴,系经外奇穴（位于脐中,当脐下 2.5 寸,或神阙与曲骨穴连线中点取穴）,主治腹泻、痢疾等。

（4）禁忌:忌食油腻、生冷。

按语　隔姜灸姜片要厚薄适宜,过厚传热效果差,过薄易灼伤皮肉。临床中若患儿不配合可采用单穴灸,即以神阙为中心,向上下左右部位（大概中脘、天枢等位置）用艾条旋转温熏 20~30 分钟,使局部皮肤发热发红、产生舒适感为止,每日 2 次。3 日为一个疗程。

四、小儿捏脊疗法

捏脊疗法是祖国医学宝贵遗产之一,是推拿疗法的一种。过去主要用于儿科,治疗小儿疳积,故曰"捏脊疗法"。本法是以推、捏、拿、按等手法,作用于脊背督脉为主,具有疗效显著、治疗范围宽广、操作简便、节省药物、安全可靠的作用特点。

脊背为阴阳诸经之大会,脏腑精气之所注,经络气血之总汇。人身阳气为督脉所总管,而阴血为任脉之所司,肾之髓,贯注于脊内,为阴之精微,五脏六腑之俞又全在背上,故脊背实为五脏阴血精微之交点。因此捏拿脊背,能调整任督二脉,就能达到调整人身阴阳之气,使之平衡,并能通理经络,使人身气血贯通,内外运行。在捏脊的同时,并选择捏其一定的俞穴,从而能调整后天阴阳,贯注精气,脏腑受益以致恢复。

任老使用本法主要治疗小儿疳积、贫血、厌食、急慢性腹泻等。其操作方法如下。

1. 准备工作

要求在温暖室内进行治疗操作。将衣服松解,暴露背部,令较大可配合儿童平卧在诊疗床上,小婴幼儿可爬俯于家属腿上。对于初次接触治疗较为紧张的儿童,任老常常和小儿亲切交谈、解释,使小儿逐渐放松恐惧心理,接受治疗。

2. 操作

医生精神集中,两臂微举,示指、中指、无明指、小指圈成半圆形,拇指伸于示指的对侧,站立于病者的左侧,找好"长强""风府""至阳""大椎""肾俞"五个部位,根据患儿临床证型,决定好手法。

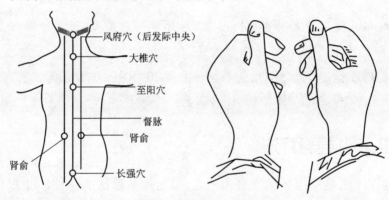

图1　捏脊穴位及手式

（1）补法:第一趟,两手拇示指将长强穴皮肤向上提起,然后示指向前推动,拇指下按,两指提捏,两手交替,徐徐向前沿脊柱推进,直到风府穴为止。第二趟,仍以长强开始,沿脊柱推捏拿到至阳时两手齐捏向外提一下,则发出"嗒"的一声微响,（如不响也没有关系）,然后捏到大椎一穴时又提一下,后捏到风府为止。第三趟与第二趟手法相同。后以拇指重按肾俞三下,第三下按后向两侧分开。

（2）泻法:三趟均由风府穴开始,捏到长强为止,第二、三趟仍然在至阳和大椎处提一下。

（3）平补平泻：第一趟由长强起,第二趟由风府开始,第三趟又从长强开始,第二、三趟仍提一下,按肾俞三下。

实则泻之,虚则补之,不虚不实（健康者）和虚虚实实以平补平泻。

3. 疗程

一天一次,1周为一个疗程。

4. 注意事项

（1）捏脊后忌用手触摸摩擦捏脊位置。

（2）施术后忌立即进食。

（3）6个月以下小婴儿慎用。

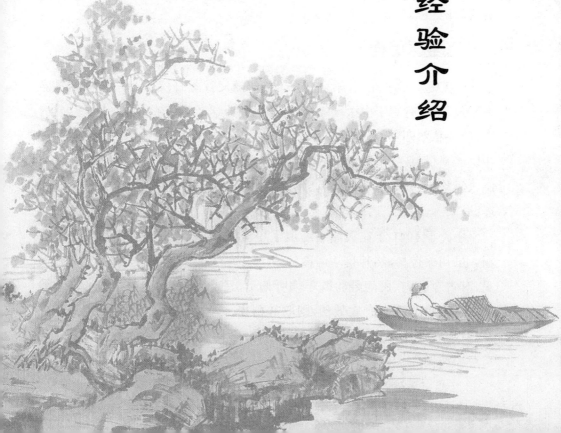

第三章　任宝成临床经验介绍

第一节 名家传略

一、名家简介

任宝成,男,汉族。生于1913年,卒于1988年。天津市武清县人。天津市中医药大学第二附属医院儿科创始人之一,著名的中医儿科教授、主任医师。任氏以精湛的医术名动津城,被誉为"小儿王""儿科王"。

任氏擅长中医儿科,对小儿肺系疾病(感冒、肺炎、哮喘等)、脾胃病症(疳积、便秘、泄泻、黄疸型肝炎等)、脑系疾病(脑瘫、癫痫等)及小儿血液系统疾病(再生障碍性贫血等)造诣颇深,擅治小儿诸疑难杂症,临床每有验效。

任氏曾连续多年被评为院级、区级、市级先进工作者,天津市劳动模范。1984年被评为全国卫生先进工作者,曾任天津市河北区第六届人民代表大会代表。

二、业医历程

任氏祖上三世业医,颇负盛誉。幼年随父行医时,看到小小的草药能救命于危急,遂有感于中医药的奇妙,对中医药学产生了浓厚的兴趣。少年时期,曾读私塾四年,具备了深厚的儒学根基,为以后更好地学习和研究古代中医经典做好了前期准备。成年后,一边秉承家学,悬壶于新乡,不断积累临床经验;一边自学奋进,潜心钻研经典,去芜存菁,完备自身的中医理论修养。

任氏于1941年在天津市考取了中医师资格,开始在天津市内挂牌行医。虽初探杏林,然其自幼侍诊父侧,积累了一定的临床经验;且无门户之见,对古今验方、民间经验既不偏听偏信,又不随便否定,而是虚心请教聆听,验诸临床,确实有实效的,则取其精华,为我所用。对患者不论病情轻重,皆细心揣摩,悉心救治,谨慎用药,临床疗效显著。由此,逐渐树立了自己的医名。很快就声名鹊起，上门求医者日众。

新中国成立后，任氏更加兢兢业业为患者服务，但有延诊不便者，他便亲自上门探诊，在同道及患者中树立了良好的口碑。1953年，参加了下瓦房联合诊所。1958年，任职于天津中医学院第一附属医院儿科。1964年，天津中医学院第二附属医院成立，为支持二附院医师队伍的建设，任氏被调至天津中医学院第二附属医院儿科工作，任中医教授、主任医师。在二附院期间，他一如既往地尽心服务于临床，屡起沉疴，为广大患儿带来了健康的希望，一时声名鹊起，"儿科王""小儿王"等名成为大家对他精湛医术的褒誉。当时上门求医者络绎不绝，亦有外地求医者慕名而来。1987年因年老体弱停止工作，次年病逝，终年75岁。

三、主要贡献

任氏从事中医儿科工作近60年，经历了中医药学的兴衰发展。从国民党要"废除旧医"到新中国要"扶持中医药发展"，从十年浩劫"破四旧"到改革开放"发展中医"，任氏始终坚守中医事业的阵地，历经磨炼，成为医术独到、医德高尚前贤耆老。任氏一生，继承前贤家学，又不囿于成论，为中医积累了大量的宝贵临床经验；摒弃门户之见，悉心育人，为中医临床培养了大批的高质量人才。任氏一生的主要贡献可以归纳为以下几点。

1. 临危受命，树一科之碑

1964年，奉组织调遣，任氏由原天津中医学院第一附属医院儿科调入天津中医学院第二附属医院，与马新云先生（时任学院儿科教研室主任）共同创建了二附院儿科。初到之时，刚刚组建的二附院不仅条件简陋，人才匮乏，且不为患者所认识。儿科门诊更可谓门可罗雀，举步维艰。任氏凭借自身丰富的临床经验，抓住机会，事必躬亲，认真耐心对待每一位就诊者。普通病绝不敷衍了事；疑难杂病绝不推诿拒诊，而是精心揣摩，尽其所能，争取做到诊一验一。本着"医者父母心"的原则，但有病家贫无力就医者，任氏总是毫不犹豫地施医赠药，以其平易近人的人格魅力很快得到广大百姓的衷心爱戴，使二附院儿科声名鹊立，求医者门庭若市，经常夜半排队候诊。从此二附院儿科在天津医疗行业占有了自己的一席之地。任氏虽已故去20余年,但当年曾经喝任氏汤药长大的孩子们,提起"任爷爷"他们无不心怀感念。正是因为任氏在世时的良好口碑,才延续了周边百姓对二附院的信任。

2. 潜心钻研,倾心献方育人

任氏一生志在杏林,不求闻达于世俗,但以悬壶济世为乐。素日喜研医籍,慎思明辨,存疑之处必反复查对;闲时喜和同道探讨临床疑难,但有所获,必躬亲体验,后以治人。任氏曾和当时天津名医李少川、陈芝蒲、马新云等交往密切,并一起就小儿疳积、病毒性肝炎等问题完成了多篇学术论作。任氏认为学术上的门户之见是十分害人的。医者一旦抱持门派之争,便不免相互诋毁谩骂,丝毫无益于医学的发扬光大。医者应摒除藩篱,博采众长,相互释疑解惑,共同提高技术水平,精益求精,更好地服务于患者,这才是大医之根本。

为方便患者服用中药,任氏根据药性特点 将多年总结的临床经验倾囊献出,协助二附院药剂科制成丸、散、膏等适合患儿服用的剂型。如小儿牛黄退热丸、暑温散等二十余种。有些品种一直沿用至今,成为本院的保留品种,创造了不菲的经济效益。作为二附院儿科创始人之一的任氏,同样对药剂科的蓬勃发展,也作出了突出贡献。

中医药在几千年的发展中,传承是至关重要的环节。任氏非常重视后继人才的培养,亲自参加学院的教学工作,不仅悉心讲授中医儿科课程,还把自己多年的临床经验毫无保留地传授给学生;他还积极配合外地、外院中医教学的各种交流活动,曾为北京卫生部主办的"中医儿科疾病预防与治疗"课程授课,并在解放军106、254等军区医院讲授中医儿科课程;同时,他还采用传统师带徒的方式,手把手地带出了一批临床技术过硬的儿科医生。如今,任氏虽已殁多年,但其当年所带学生,许多都成为中医行业的骨干力量。

3. 医术精湛,德艺双馨

任氏在临床实践中,辨证细致准确,一丝不苟,遵循小儿"阳常有余,阴常不足"和"脾常不足"的特点,运用存津液、护脾胃、健运消导的治疗原则,精确审慎地用药,创立了多首验方,形成了"简、便、廉、验"的用药特点,治愈了很多疑难杂症患儿,深受广大群众的信任和尊敬。

任氏所处的时代正是西学中、中西相互渗透的高潮。任氏以审慎的态度来看待西医。他认为中西医结合并不是坏事,关键是如何结合好。任氏坚持辨证是中医的精髓,结合现代医学的诊断方法,能更好地提高临床诊疗的水平。

任氏从医一生赤诚敬业,堪称楷模。在天津中医学院第二附属医院工作时已年近花甲,仍常年坚持每天提前到院,收拾好诊室卫生后就开始接诊。等大家早八点上班时他已经接诊了十几位患者。每天接诊四五十位患者从不说苦累;还经常为重症患者登门送诊,因而深受广大患者及家属的好评。1981年—1983年任氏连续三年被评为天津市劳动模范;1984年被评为全国卫生系统先进工作者;天津市河北区人大代表等。诸多荣誉表达了患者及同道对任氏精湛医术和高尚道德情操的认同与敬佩。

第二节　学术经验

脾胃为后天之本,生化之源。有升清降浊的功能。浊阴不降,清阳不升,因此有"百病由脾胃而生"的说法。小儿由乳食不节,损伤脾胃而致病的原因很多。因此任氏治疗小儿病着重脾胃,并强调"以消为补",重视消导法的临床应用。除小儿泄泻、小儿积滞等疾患外,其他疾病如小儿反复外感、咳喘等亦重视此法。

一、运用消导法的机理

李东垣《脾胃论》云:"贼邪不能独伤人""诸病由脾胃而生"。脾主升,胃主降;饮食停滞,脾胃受损,升降失调;感邪后,邪食相搏,郁阻中焦,闭塞气机。小儿不论在生理还是在病理上,均与成人不同,其机体处于生长发育阶段,突出表现为脏腑娇嫩,形气未充,但生机蓬勃,发育迅速,多为"肝常有余""脾常不足",脾胃薄弱,常为乳食所伤,而变生他病。小儿脾胃薄弱,是产生食滞内停的主要内在因素。胃健则消谷,脾健则运化。在运用消导药物的过程中,善于调理脾胃,才能得效治食;往往在治食过程中邪势也渐衰退,对治疗疾病有利。

故任氏在小儿疾病早期的治疗中,以畅通气机,司理升降为治疗原则。欲畅气机,则宜邪食同治,若治邪不治食,因宿食不去,气机不通,邪亦难速除。邪食同治,则能消其赁借之势,况祛邪则利食,消食则利祛邪,皆有益于中焦升达和气机舒展,使病情在早期就得到控制。

任氏在选药上多顺应脾胃升降的特性,且多注意升降、疏通气机。他用药力求平和、轻而量少;勿过偏,于平淡中求巧胜,如麦芽、山楂、神曲、莱菔子、鸡内金等就属平和、平淡之类药物。南山楂既可消肉食积滞,又可解表。神曲化水谷宿食,开胃健脾,发表合里。谷芽启脾开胃,入胃主降;麦芽疏肝宽肠,入脾主升,二药合用,有升有降,其生用长于鼓脾胃之气,炒熟功于消食开胃。鸡内金消食积止遗尿。莱菔子导积滞,降胀满,顺气消痰。

二、方药配伍精良

任氏平素用药特点可以归纳为"味简量小,价廉效佳"。由于小儿机体柔弱,对药物反应灵敏,加之小儿脏腑娇嫩,形气未充,用药不当易导致脏腑功能的损害,促使病情的巨变。一次学生跟随任氏门诊抄方子,发现一味药任氏仅用 3g,而时医一般用 10 ~ 15g。时任氏已近古稀之年,学生以为任氏年老写错,所以小声提醒任氏,任氏假装耳重,学生又复高声提醒,任氏点点头,却笑眯眯将原方递予患者,并嘱学生仔细观察患儿的服药效果。学生半信半疑,待到患儿复诊时,患儿前症大见好转,乃愈加佩服先生用药之奇妙。盖因小儿一般病情简单,故用药不宜药味过多,有时单味药即可中病。况小儿多拒药,服药困难,每次所服之药倒有大半又被小儿吐出,不但加重家长喂药的困难而且造成了药物的浪费、降低了药物的疗效。所以任氏开方一般药味少,药量小,取到了量小而力专的奇效,而且降低了小儿的医疗费用。纵览任氏之方,其药味一般不超过十二味,且剂量一般 6g 左右。例如任氏的常用方加味茵陈蒿汤,总共药味仅十四味,最大的剂量 5g,其余剂量一般 1.5g。

三、善用快针

针灸治疗是中医药治疗学中的一枝奇葩,在很多临床治疗病例中,针药合用能达到更佳的疗效。然而考虑到孩子易动、爱哭闹的天性,加之小儿形气未充,脏腑娇嫩,任氏临床主张采用对小儿施行速针刺激的方法进行治疗,从而避免了留针时因为孩子哭闹引起的弯针、滞针等情况。例如脑瘫、疳积的治疗。

脑瘫属于中医"五迟""五软"的范畴,单用中药很难达到预想的疗效。任氏认为中医对于小脑发育不良的脑瘫患儿疗效明显优于大脑发育不全的患儿。任氏采用针药并用的方法治疗小脑功能发育不良的脑瘫患儿颇有效验。任氏的特色经验取穴为"跟平穴"(足跟大筋正中,平昆仑穴),主要针对足下垂的脑瘫患儿。"阿是穴"是任氏另一个重视的取穴。他采用快针速刺,常规用穴华佗夹脊穴、肩髃、肩髎、曲池、手三里、外关、合谷、支沟、环跳、髀关、伏兔、梁丘、足三里、风市、阳陵泉、悬钟、解溪、昆仑等再加上阿是穴,针对脑瘫多虚的辨证常采用捻进捻出的补法配合黑豆汤治疗小儿脑瘫,解决了患儿肢体痉挛的问题,且改善了患者的智力状况。疳积属于营养不良的范畴。西医治疗一般单纯给予营养药品及食品,由于小儿脾胃的虚弱,消化吸收功能欠佳,反致中满,任氏用快针针刺四缝的方法治疗小儿疳积,鼓舞小儿脾胃之阳气,增进疳积小儿的脾胃功能,解决了小儿进食药物困难及进食后不吸收的难题,收到了很好的效果。除脑瘫外,任氏对脊髓灰质炎后的"婴儿瘫"患儿亦颇有治疗效果。

四、临床辨证注重舌苔及排便的情况

1. 辨证注重舌苔的变化

舌诊为辨证不可缺失的客观依据。无论八纲、病因、脏腑、六经、卫气营血和三焦等辨证方法,都以舌象为辨证指标。正如《临症验舌法》中所说:"凡内多杂症,亦无一不呈其形,著其色于舌……据舌以分虚实,而虚实不爽焉。据舌以分阴阳,而阴阳不谬焉;据舌以分脏腑,立主方,而脏腑不差,主

方不误焉。危急疑难之顷,往往证无可参,脉无可按,而唯以舌为凭,妇女幼稚之病,往往闻之无息,问之无声,而唯有舌可验。"可见舌诊对诊断疾病确有很大的价值。任氏治疗小儿疾病,尤注重于苔的变化。

(1)薄苔:不论是白苔还是黄苔均表示病邪轻浅。

(2)厚苔:是胃气夹湿浊邪气熏蒸所致,故厚苔主邪盛入里,内有痰饮食积等。苔白而厚多是脾胃受损运化失职,痰湿内蕴所致。苔黄而厚多为邪食相搏,阻塞中焦,腑气不利而致。

(3)腻苔:多为湿邪内蕴,阳气被遏。苔白腻而滑一般为脾虚湿重。苔黄厚而腻则为脾胃湿热上蒸之表现。

(4)花剥苔(地图舌):即舌苔剥落不全,剥脱处光滑无苔,余处残存地图样不规则舌苔,界限明显,苔花剥多见食滞日久,胃之气阴两伤。

2.辨证注重大便情况

大便排泄虽由肠道所主,但与脾胃的腐熟运化、肝的疏泄和命门的温煦有密切关系。询问大便情况不仅可以直接了解胃肠消化功能如何,而且还是判断疾病寒、热、虚、实的重要依据。任氏在询问大便情况时,着重了解排便的次数、时间以及大便的量、色、质、气味以及伴随的症状。

一般来讲,邪食互结,阻滞中焦,常会导致大便异常,表现有大便溏泄、排便不爽或燥结便秘。如大便秘结,伴有高热、腹满、腹痛、舌红、苔黄燥结者,多为实证,主要是热盛伤津,大肠燥化太过引起。大便稀软不成形或成水样便,而且便次增多,并伴有面色萎黄,纳呆,多由于脾失健运,大肠传导失常所致。大便完谷不化即大便中含有较多未消化食物,则见于脾虚与肾虚;若大便溏结不调,即时干时稀,一般多为肝郁乘脾;大便头干后稀,或便干如球,多属脾虚;便泻如黄糜,泻下不爽,为湿热蕴结,大肠气机传导不畅所致。

第三节　验方

1. 茎苏散

鲜苇茎 30g,苏子、冬瓜仁、陈皮各 6g,薏苡仁、前胡、杏仁、熟军各 3g,桃仁、半夏、甘草各 1.5g。

本方适用于急慢性支气管炎、支气管哮喘、过敏性哮喘及肺化脓症等。凡症见咳嗽喘急,有汗,痰黄或白黏,夜不得卧,指纹紫,舌苔黄或白,脉数者,皆可使用本方。夜间咳嗽重者,桃仁改为 3g;腹胀者,加槟榔、六曲;痰中带血,或鼻衄、口渴自汗者,减半夏,加黄芩 3～6g;大便干燥者酌加熟军;大便稀,日数次,或体弱者减熟军,加党参 3～6g;指纹浮紫者加薄荷。

禁忌:冰棍、糖、醋、鱼、牛肉、鸡肉、韭菜、蒜薹、辣子、葱蒜、过咸的食物。

2. 二根汤

茅根、芦根各 15g,桑白皮、地骨皮、苏子、莱菔子各 1.5g,黄芩 6g,杏仁、薄荷各 3g,甘草 1.5g。

本方适用于支气管炎及支气管继发感染等。凡症见高热,有汗,喘急,面青唇紫,大便干,指纹紫暗,苔黄少津,脉数疾者,皆可使用本方。高热惊厥者加羚羊粉 0.3g(冲服),钩藤 6g;热邪内蕴,里热鸱张,高热不退,喘促甚剧,张口抬肩,鼻翼翕动皆可使用本方。

3. 百茅汤

百部、旋覆花、代赭石、竹茹、桔梗各 6g,鲜茅根 30g,甘草 1.5g,半夏 5g,前胡 3g。

本方适用于百日咳中期。痰中带血,衄血,球结膜充血者减半夏;口渴多饮者去半夏,茅根加倍;眼睑浮肿者加薄荷 3g;大便干燥者加大黄 3～6g;素日贪食者加神曲、槟榔 6g,伴呕吐者加生姜。

> **按语** 本方任氏使用多年,确有显效,一般服药几剂后,可使咳嗽减轻。

4. 小儿感冒方

鲜芦根 15g,连翘、薄荷各 6g,桔梗、南山楂各 4.5g,牛蒡子、杏仁、竹茹各 3g。

此方煎时不可超过 15 分钟。此方适用于小儿风热感冒、流感及风疹等。兼咳嗽者加前胡 3g;兼呕吐者加藿香 3g,倍用竹茹;素有食滞者,加神曲、槟榔各 4.5g;风寒感冒者可用本方去银翘、薄荷,加荆芥穗 4.5g,防风 3g。

5. 藿佩竹豆汤

藿香 9g,佩兰、竹茹、银花、连翘各 6g,大豆黄卷 4.5g,甘草 1.5g。

本方适用于儿童急性传染性黄疸型肝炎者。如发热、汗多者,藿香减半;不进食者加神曲 9g,麦芽 6g;呕吐甚者加倍竹茹;二三日不大便者,加大黄 3 ～ 4.5g;小便短赤者加竹叶 1.5g,灯芯草 0.3g。

禁忌:忌食各种油腻。

> **按语** 如已有黄疸表现者,则应用加味茵陈蒿汤。另《幼科发挥》:大豆黄卷散,治误服热药。贯众、板蓝根、甘草、大豆卷各5分。

6. 加味茵陈蒿汤

茵陈 9g,银花、连翘、竹茹、滑石、神曲、槟榔各 6g,栀子、木通各 4.5g,大黄、胡黄连、元胡各 3g,甘草 1.5g。

本方适用于小儿急性传染性黄疸型肝炎中期,属阳黄者。

> **按语** 本方具有清热、利湿、解毒之功,故用于阳黄性质的黄疸。

7. 鳖甲汤

鳖甲、大腹皮、水红花子各 6g,三棱、莪术、甘草各 1.5g,丹参 3g。

本方适用于肝炎症状消失后,但肝功能化验仍不正常,或肝脾仍肿大,或早期肝硬化者。

8. 加味葛根芩连汤

葛根、滑石各 3g,白芍 9g,黄芩、陈皮各 4.5g,黄连 3g,熟军 1.5g。

本方适用于小儿湿热性痢疾(急性细菌性痢疾)。腹痛甚加木香 3g,或槟榔 4.5g,腹泻次数多者熟军加倍。

9. 大黄黄连汤

大黄 1.5g,黄连、红花、木通、滑石各 3g,煅石膏 1.5g。

本方适用于疹后痢疾或湿热久痢,经久不愈者,里急后重者大黄加倍,小便少而涩者加木通、滑石各 4.5g;身热者加银花 9g;不思饮食者加神曲、麦芽各 4.5g。

10. 久痢散

椿根皮、滑石各 6g,诃子 4.5g,陈皮、白芍、槟榔各 3g,木香、熟军、甘草各 1.5g。

本方适用于体虚久痢。症见面白神疲,食少无力等一派虚弱之象时用之。胃纳不佳加神曲;里急后重者加熟军 3g。

> **按语** 本方涩中有通,对于正气已虚,邪气未尽者,用之甚宜。

11. 桔梗甘草汤

桔梗、连翘各 6g,甘草、僵蚕、木通、牛蒡子、生地各 3g,南山楂 3 ～ 4.5g,红花 1.5g。

本方为治疗水痘专方;也可在种牛痘浆出不畅时用之催浆,用本方催浆时加白芷 4.5g。

12. 金贝汤

金银花 3g,大贝母、连翘各 4.5g,菊花、牛蒡子、红花、紫草、木通、生地各 3g,甘草 1.5g。

本方用于水痘毒热甚剧,或水痘又兼湿疹疮毒,或水痘由于热毒内闭而致痘倒陷时用之。

禁忌:接种牛痘灌浆前勿服。

> **按语** 本方具有清热解毒,活血消肿之功,其与桔梗甘草汤之不同在于:"桔梗甘草汤"清解而兼宣发,用于水痘中期;"金贝汤"重在清热解毒,用于水痘热毒甚剧之时。

13. 小儿水疝方

橘核、青皮、荔枝核、槟榔各 6g,茴香、木香各 4.5g,补骨脂 3g,甘草 1.5g。

本方用于小儿水疝,即现代医学称之鞘膜积液。

> **按语** 本方具有散寒,逐水,止痛之效,除服用本方外,还可以配合针刺疗法,疗效更佳。
>
> 取穴:双侧大敦、蠡沟、三阴交、足三里。用蜂刺法不留针。

14. 肾炎方

茅根 30g,二蓟各 15g,车前子（包）15g,瞿麦、萹蓄、黄芩、滑石、茯苓各 9g,地龙 6g,木通、甘草各 3g。

本方用于小儿急性肾小球肾炎。热重者加黑丑 6g,栀子 3g;大便干结者加大黄 3g,黄柏 3g。

> **按语** 本方有益肾利尿,凉血止血之功,为治疗小儿肾炎之专方,尤其对小儿急性肾炎疗效较著。

15. 黑豆汤

黑豆 30 粒,茯苓 10g,泽泻 10g,山萸 6g,山药 10g,白芍 6g,火麻仁 3g,杜仲 3g,甘草 6g,山楂 10g,神曲 10g,胡桃肉 6g。

本方为治疗五软症的专方。服用期间每日必食羊肉 100g。

16. 猩红热方

金银花 9g,连翘、黄芩、滑石、黑丑各 6g,栀子、地丁、甘草各 4.5g,木通、蒲公英、大黄各 3g。

本方为治疗猩红热(中医"烂喉痧")专方。

17. 退翳方

金银花 9g,赤芍、木贼草、羌活、夜明砂、望月砂各 6g,大黄 3g,羚羊粉 0.3g(冲服)。

本方用于疳积或痘疹毒热上攻于目,致目生翳障不能视物者。热甚则配羚羊粉 0.3g 冲服；病在左眼加青皮；病在右眼加陈皮；两眼同病者加青、陈皮。在服上方同时，每天用蝉蜕、绿豆皮研为细粉，每日服 0.15g，白水送下。

> **按语**　本方有解毒退翳之功，除用于小儿疹后翳外，成人之角膜云翳也有用该方治愈者。

18. 口疮散（外用）

五倍子 30g，冰片 9g（共研极细末备用）。

本方用于口舌生疮，咽喉肿痛、溃烂，鹅口疮等症。

> **按语**　本方具有消肿、解毒、止痛之效。用时将少许药粉放入患儿口中，日数次。如咽喉溃烂者，可用纸筒将少量药粉入纸筒一端，吹入喉中，每日 3 次。
>
> 使用该药时，不可用手接触药，以免将不洁之物带入患儿口中。
>
> 另外，本方还可用治脱肛（将药粉敷于棉花上，用于将脱出物托上去）。

19. 薰头囟方

祁艾叶、荆芥穗、黑芝麻各 6g。

本方具有发汗、止喘之功。用于一岁以内囟门未闭小儿感受风寒，咳嗽、喘急、身热无汗者。

用法：用布将以上三味药包好，放在滚开水中浸透，将水甩净，在患儿头囟薰之，药包与头囟要有一定距离，以免烫伤。凉后再继续用热水浸泡，反复薰之三五次，汗出后即可。薰后给患儿戴上薄单帽，使汗徐徐而出，则可使身热渐退，咳喘减轻。

注意事项：患儿头囟高起者，勿用本方，否则易致抽搐；患儿自汗或头身有汗者不可使用本方。

> **按语**　薰头囟方适用于头囟未合的小儿，1～2 个月的小儿用之更佳。此方简便有效，可治疗一般外感，如鼻流清涕微有咳嗽；还可治疗喘，症见气促、气急等。通过薰头囟可使腠开汗出，俾外感风邪自毛窍而解。

20. 疳积外敷方

桃仁、杏仁、栀子、巴豆各 7 个,神曲 7g,朴硝 1.5g,旱萝卜缨 3 ~ 5 片叶（或炒莱菔子代之）。

本方有祛疳积,消胀,利水之功,用于疳积日久,腹部胀大,青筋暴露者。

用法:将上药捣碎,再加入旱萝卜缨捣成泥,临睡前贴于少腹,用布缠好,次晨除去。

21. 小儿贫血方

党参、莲子肉、炒山药、熟地、胡桃肉各 6g,茯苓、白术各 4.5g,炙甘草 3g,大枣 3 枚。水煎服。

本方有养血健脾之功。

22. 黄疸薰方

黑矾 30g。

用法:研细,用纸卷包,点燃后薰肚脐。

23. 小儿秃疮方

白丁香（鸟粪）15g 微炒为末,麻油调敷,具有解毒之效,可适用于秃疮。